Samiran Mondal

Estudos sobre a toxicopatologia do acetamipride em ratos

Samiran Mondal

Estudos sobre a toxicopatologia do acetamipride em ratos

Estudos sobre a toxicopatologia do acetamipride em ratos wistar fêmeas

ScienciaScripts

Imprint

Cover image: www.ingimage.com

This book is a translation from the original published under ISBN 978-3-659-86249-6.

Publisher:
Sciencia Scripts
is a trademark of
Dodo Books Indian Ocean Ltd. and OmniScriptum S.R.L publishing group

120 High Road, East Finchley, London, N2 9ED, United Kingdom
Str. Armeneasca 28/1, office 1, Chisinau MD-2012, Republic of Moldova, Europe
Printed at: see last page
ISBN: 978-620-8-36241-6

Índice:

CAPÍTULO 1 2

CAPÍTULO 2 6

CAPÍTULO 3 35

CAPÍTULO 4 50

CAPÍTULO 5 116

REFERÊNCIAS 120

CAPÍTULO 1
INTRODUÇÃO

Com o aumento da produção agrícola, a agricultura moderna provocou uma mudança substancial no ambiente. O ambiente é um atributo dinâmico da natureza e do homem. A utilização indiscriminada de produtos químicos de largo espetro resultou na redução da biodiversidade de inimigos naturais, no aparecimento de pragas secundárias, no desenvolvimento de resistência aos pesticidas, no ressurgimento induzido e na contaminação dos alimentos e do ecossistema (Chauhan, 2003).

Os pesticidas são formulações químicas cada vez mais utilizadas na agricultura, na pecuária e na saúde pública para matar insectos, ervas daninhas e fungos e para eliminar doenças transmitidas por insectos. Atualmente, os agricultores têm à sua disposição um grande número de produtos químicos para combater as pragas e as doenças das plantas. A utilização frequente e contínua de pesticidas resultou na sua distribuição generalizada no ambiente. Estes pesticidas são tóxicos não só para os insectos e as pragas, mas também, a diferentes níveis, para os animais e o homem. Se não forem corretamente utilizados, estes produtos agroquímicos podem representar sérios riscos para a saúde humana e animal. Por conseguinte, a preocupação atual prende-se com a sua utilização judiciosa e adequada, de modo a que possam ser aplicados de forma segura, com instruções e orientações adequadas, para que o risco para a saúde humana e animal seja mínimo.

Os insecticidas desempenham um papel importante (representando 77% dos pesticidas utilizados no campo) na melhoria da produção e na gestão das pragas de insectos na agricultura e no sector agrícola (Chauhan, 2003)

Os neonicotinóides, a mais recente grande classe de insecticidas, têm uma potência e uma ação sistémica excepcionais para a proteção das culturas contra parasitas sugadores de pulgas e são altamente eficazes no controlo das pulgas em cães e gatos (Tomizawa e Casida, 2005). Os neonicotinóides têm propriedades físicas e toxicológicas únicas em comparação com as classes anteriores de insecticidas orgânicos e são comparativamente mais selectivos para os insectos do que para os mamíferos. Entre todos os insecticidas utilizados na agricultura, o grupo dos neonicotinóides é o mais importante e tem valor toxicológico, uma vez que estão a surgir estirpes de insectos resistentes aos compostos de carbamatos, organofosforados, organoclorados e piretróides. Para além do acetamipride, os outros membros deste grupo incluem a clotianidina, o imidaclopride, o tiametoxame, o tiaclopride e o dinotefurano. Dos neonicotinóides comerciais, o acetamipride e o tiaclopride são os mais tóxicos para as aves e o tiaclopride para os peixes. Vários neonicotinóides são nocivos para as abelhas, quer por contacto direto quer por ingestão. Este facto pode levar a uma redução da polinização e o problema pode ser minimizado ou evitado através do tratamento das sementes e da não pulverização das culturas em flor.

O acetamipride, membro da família dos insecticidas neonicotinóides, é um inseticida relativamente novo que entrou recentemente no mercado. O seu modo de ação único permite o controlo de muitos parasitas importantes que anteriormente tinham desenvolvido estirpes resistentes à maioria dos insecticidas. O acetamipride é muito seletivo e proporciona um controlo excecional contra parasitas sugadores, destinando-se a ser utilizado contra insectos sugadores, como pulgões e moscas brancas, em produtos hortícolas de folha, culturas de colza, citrinos, algodão, plantas ornamentais e produtos hortícolas de fruto. Os neonicotinóides foram recentemente introduzidos como uma nova classe de compostos insecticidas e têm sido amplamente adoptados em muitos nichos de mercado comercial em todo o mundo. O êxito dos neonicotinóides deve-se às suas propriedades químicas e biológicas únicas, incluindo o seu modo de ação, baixas taxas de aplicação, amplo espetro inseticida, excelentes propriedades sistémicas e translaminares e baixos riscos ambientais e ecológicos.

Uma vez que os insecticidas sintéticos são frequentemente necessários para reduzir a população de insectos e os danos e prejuízos associados às culturas, o conhecimento dos efeitos não visados de cada escolha é essencial para a seleção do inseticida mais adequado à situação. O aumento da utilização de acetamipride pelos agricultores para controlar os insectos está a causar toxicidade no consumidor relacionada com os resíduos. A utilização generalizada do acetamipride está a provocar a entrada do pesticida na cadeia alimentar, o que, por sua vez, causa toxicidade para o homem e os animais. As informações relativas à seletividade dos insecticidas para utilização judicial só podem ser obtidas através de estudos laboratoriais e de campo devidamente concebidos.

A persistência e a extrema estabilidade dos pesticidas no ambiente são a principal fonte de contaminação a nível alimentar. Na prática, a situação não é a toxicidade resultante de uma única ou de algumas grandes doses de um determinado pesticida, mas sim da ingestão oral de quantidades muito pequenas durante um período de tempo razoável.

A maior parte dos estudos sobre a toxicidade dos pesticidas centrou-se nas alterações enzimáticas, nos efeitos patológicos graves e no potencial mutagénico e carcinogénico destes agentes. Nos últimos anos, os efeitos dos pesticidas na resposta imunitária têm sido objeto de atenção. É agora claro que podem ocorrer alterações importantes na imunidade do hospedeiro após a ingestão de pesticidas. Sabe-se que muitos pesticidas químicos, como os piretróides (Prater, 2003), os compostos organofosforados (Galloway e Handy, 2003) e os organoclorados (Kumar *et al.,* 2002), provocam a supressão do sistema imunitário.

A exposição dos animais a concentrações residuais de pesticidas pode levar à imunossupressão, quer diretamente, quer através da participação de mecanismos de stress e do sistema neuroendócrino. A imunossupressão conduz a uma alteração do tempo de vida, a uma maior suscetibilidade a doenças infecciosas e a uma diminuição da resposta imunitária a antigénios estranhos. Assim, é urgente obter mais informações sobre a forma como vários pesticidas alteram o sistema imunitário.

Parece que foram efectuados poucos trabalhos sobre os efeitos toxicopatológicos e imunológicos do acetamipride em ratos. No entanto, foram efectuados alguns trabalhos sobre o efeito imunotóxico do imidaclopride em ratos (Gatne *et al.,* 2006). Uma vez que os insecticidas são utilizados como protectores das culturas, é provável que causem uma exposição indireta nos seres humanos, nos animais domésticos e selvagens e nas aves de capoeira através de contaminantes dos alimentos para animais, do solo e das águas subterrâneas (em quantidades muito reduzidas), bem como através de ecotoxicantes. Assim, o presente estudo foi planeado no rato como modelo animal com os seguintes objectivos.

Objectivos:

1. Estudar a toxicidade aguda do acetamipride em ratos albinos fêmeas.

2. Estudar o padrão de reação dos tecidos na toxicidade aguda do acetamipride.

3. Estudar as alterações hematológicas e bioquímicas na toxicidade subaguda do acetamipride.

4. Estudar o estado da resposta imunitária mediada por células e humoral durante a toxicidade subaguda do acetamipride.

5. Estudar o padrão de reação dos tecidos devido à toxicidade subaguda do acetamipride.

CAPÍTULO 2

REVISÃO DA LITERATURA

Pesticida é um nome genérico para uma variedade de agentes que são classificados mais especificamente com base no padrão de utilização e no organismo morto. Para além das grandes classes agrícolas que englobam os insecticidas, os herbicidas e os fungicidas, os agentes de luta contra as pragas são agrupados em acaricidas, larvicidas, miticidas, moluscicidas, pediculicidas, rodenticidas, escabicidas, bem como em atractivos (feromonas), desfolhantes, dessecantes, reguladores do crescimento das plantas e repelentes (Ecobichon, 1995).

Até meados de 1800, o controlo dos insectos dependia em grande medida da apanha ou da lavagem das pragas. As poucas armas químicas incluíam o enxofre inorgânico (desde 1000 a.C.), o arsénico (900 d.C.) e, mais tarde, o arseniato de chumbo, o criolito e o ácido bórico, alguns dos quais (por exemplo, o enxofre) continuam a ser importantes agentes de controlo de pragas. Estes inorgânicos são venenos gerais, utilizados em grandes quantidades, frequentemente para um controlo marginal.

Os produtos botânicos vieram a seguir e eram mais interessantes para os químicos e biólogos devido à sua complexidade estrutural, potência e seletividade. No entanto, a sua disponibilidade era limitada e, de um modo geral, eram demasiado caros e fotolábeis para terem um impacto significativo. O piretro foi o produto botânico mais importante durante quase dois séculos (com uma utilização anual, nas últimas décadas, de mais de 300 000 libras de ingredientes activos). A nicotina foi importante, mas atualmente é quase totalmente substituída por produtos sintéticos. A rotenona, a rianodina, a veratridina e a azadiractina são utilizadas, em certa medida, como ingredientes activos do cube, da ryania, da sabadilla e do neem, respetivamente. O programa de desenvolvimento mais vigoroso nos últimos anos tem sido o de utilizações alargadas do extrato de sementes de nim (Casida e Quistad, 1998).

A descoberta de insecticidas orgânicos sintéticos começou a ser um objetivo importante na década de 1930. Entre as décadas de 1940 e 1970, os insecticidas orgânicos sintéticos substituíram largamente os inorgânicos e os botânicos, com a introdução de organofosforados, carbamatos de metilo, organoclorados e piretróides. Com cada nova classe de produtos químicos, foram rapidamente selecionadas estirpes resistentes para limitar a sua eficácia. Em 1995, foram introduzidas culturas geneticamente modificadas que exprimem a 5-endotoxina de Bacillus thuringiensis (Bt) para o controlo de insectos-praga. Muitas das lacunas remanescentes nas capacidades de controlo de pragas foram preenchidas recentemente pelos neonicotinóides, que combinam uma eficácia extraordinária com uma toxicidade relativamente baixa para os vertebrados (Tomizawa e Casida, 2003).

2.1 Nicotina

N icotina tem sido utilizada há séculos para controlar os insectos sugadores de muitas culturas, apesar da sua eficácia relativamente baixa contra os insectos e da sua elevada toxicidade para os seres humanos. A nicotina foi utilizada como inseticida já em 1746, quando a infusão de folhas de tabaco foi utilizada para tratar pulgões, mas só foi isolada em 1828. A nicotina ativa os receptores pós-sinápticos da acetilcolina no sistema nervoso central dos insectos, o que resulta em convulsões violentas seguidas de paralisia e morte. O sucesso da nicotina deveu-se à sua rápida eliminação de insectos susceptíveis. No entanto, o seu êxito foi limitado devido à sua rápida degradação no ambiente e à falta de seletividade. A sua toxicidade para os vertebrados tornou a nicotina impraticável na maioria das situações agrícolas.

2.2 Neonicotinóides

Os receptores nicotínicos de acetilcolina (nAChRs), localizados no Sistema Nervoso Central (SNC) dos insectos, são canais iónicos dependentes de agonistas responsáveis pela neurotransmissão. A acetilcolina medeia a excitação em todos os nAChRs, que são amplamente expressos no sistema nervoso central dos insectos em terminais nervosos sinápticos de neurónios motores, interneurónios e neurónios sensoriais (Breer, 1988). A grande abundância e a função fisiológica essencial dos nAChRs no cérebro dos insectos fazem deles locais-alvo adequados para o desenvolvimento de insecticidas. A nicotina é um agonista destes receptores e foi simplificada por Yamamoto (1965) em 3-piridilmetilaminas, mas não tinha valor inseticida prático. A adição subsequente de um grupo 3-piridilmetil aumentou a atividade inseticida e uma maior otimização resultou na invenção do primeiro neonicotinóide, o imidaclopride (Shiokawa et al., 1986). Verificou-se que o imidaclopride é um agonista dos nAChRs (Bai et al., 1991, Tomizawa e Yamamoto, 1992, Liu e Casida, 1993 e Tomizawa e Yamamoto, 1993). A nicotina e o imidaclopride partilham a mesma substância estrutural, o mesmo modo de ação e essencialmente as mesmas relações estrutura-atividade (Tomizawa e Yamamoto, 1993, Liu et al., 1993 e Tomizawa, 1994). Foram entretanto descobertos vários análogos, incluindo o acetamipride, o tiametoxame e o tiaclopride, que demonstraram ter o mesmo modo de ação que o imidaclopride (Tomizawa e Yamamoto, 1993, Liu et al., 1993, Yamamoto et al., 1995). Os neonicotinóides são os compostos que possuem uma parte essencial como a nitroimina, a cianoimina ou o nitrometileno (Tomizawa e Yamamoto, 1993).

2.2.1 Modo de ação dos neonicotinóides

A ligação da acetilcolina, o principal neurotransmissor excitatório nos insectos (Pitman, 1971), aos nAChRs abre o poro iónico do recetor e induz uma despolarização da membrana da célula nervosa, que pode desencadear um potencial de ação (impulso nervoso). Os neonicotinóides ligam-se de forma agonística aos nAChRs no SNC dos insectos (Bai et al., 1991, Liu e Casida 1993, Nauen et al., 1996, 2001, Lind et al., 1999, Zhang et al., 2000). Durante este processo, imitam a acetilcolina e induzem uma excitação anormal no inseto, interrompendo a transmissão sináptica normal.

A ACh-esterase, que degrada o transmissor natural ACh, não afecta os neonicotinóides, pelo que estes continuam a provocar uma excitação nervosa adicional. Consequentemente, o inseto sofre uma excitação e uma paralisia, seguidas de morte. São eficazes por contacto e por ação estomacal. Este modo de ação é exclusivo dos neonicotinóides, pelo que a resistência cruzada com os insecticidas convencionais é inexistente.

2.2.2 Caraterísticas

Os neonicotinóides possuem caraterísticas comuns que os distinguem dos insecticidas convencionais (Yamamoto, 1965, Iwata e Takase, 1993, Kashiwada, 1996 e Matsuda e Takahashi, 1996). As suas caraterísticas de atividade sistémica e translaminar tornam os neonicotinóides particularmente eficazes contra as pragas sugadoras, como os afídeos, as cigarrinhas e as moscas brancas (Natwick, 2001 e Parrish et al., 2001).

Graças à sua capacidade de controlar as pragas sugadoras, incluindo os vectores de vírus fitopatogénicos, os neonicotinóides reduzem a taxa de infeção e a propagação de muitos vírus das culturas. O imidaclopride não provoca a eliminação rápida dos insectos sugadores; no entanto, possui propriedades que provocam a cessação da alimentação (Dewar, 1992, Knaust e Poehling 1992 e Bethke et al., 2001), reduzindo assim os danos causados às plantas e a infeção por vírus durante a fase de pré-mortalidade. Após a absorção do imidaclopride pelas pragas sugadoras, a alimentação cessa e o comportamento de evitamento resulta (Dewar, 1992, Dewar e Read 1990, Knaust e Poehling, 1992, Tatchell, 1992 e Mason et al., 2000). Dewar e Read (1990) sugeriram que este comportamento de evitamento poderia ser um efeito repelente, mas outros acreditam que pode ser devido a um efeito antifeedante fortemente retardado (Knaust e Poehling, 1992). Qualquer que seja o mecanismo, os neonicotinóides reduziram substancialmente as infecções por vírus em várias culturas de campo. Isto deve-se em parte a uma redução da transmissão do vírus às plantas tratadas, devido aos efeitos dos neonicotinóides na mortalidade e no comportamento dos insectos (Bethke et al., 2001 e Tatchell, 1992). A atividade residual prolongada contribui para o seu êxito na redução da transmissão de vírus (Bethke et al., 2001, Buchholz e Nauen, 2001, Elbert et al., 2001, Mason et al., 2000 e Knaust e Poehling, 1992).

2.2.3 Utilização geral:

Os neonicotinóides são utilizados em muitas culturas para controlar os parasitas agrícolas. O imidaclopride é utilizado no solo, nas sementes e por via foliar e é recomendado para o controlo de insectos sugadores, incluindo afídeos e moscas brancas, bem como tripes, térmitas, escaravelhos, etc. É mais frequentemente utilizado em arroz, cereais, milho, batatas, produtos hortícolas, beterraba sacarina, frutos, algodão, uvas, canola, nozes, lúpulo e relva, sendo especialmente sistémico quando utilizado como tratamento de sementes ou do solo. O imidaclopride está disponível em muitas formulações, incluindo pó pulverulento, granulado, para tratamento de sementes, concentrado solúvel, concentrado em suspensão ou pó molhável (Meister, 1995). As taxas de aplicação típicas são consideravelmente inferiores às taxas de utilização dos insecticidas tradicionais mais antigos. Também tem sido utilizado comercialmente nos EUA desde 1996 como medicamento veterinário para o controlo de pulgas em cães e gatos. Os produtos comerciais Admire®, Advantage®, Confidor®, Gaucho®, Premier®, Premise®, Provado® e Marathon® contêm todos imidaclopride como ingrediente ativo.

O acetamipride é um inseticida cloronicotinílico de segunda geração com atividade de contacto e sistémica através de aplicações foliares. O acetamipride é fabricado pela Bayer e foi registado para utilização em produtos hortícolas de folha, culturas de legumes, produtos hortícolas de fruto, pomóideas, algodão, citrinos, frutos de caroço e plantas ornamentais para controlo de muitos dos mesmos insectos que o imidaclopride. Tem sido vendido comercialmente como Assail®, Intruder®, Mosiplan®, Rescate®, Pristine® e na Índia como Manik® (Rallis India limited). Controla várias pragas do algodão, incluindo afídeos, cigarrinhas, insectos das plantas e moscas brancas.

Genchi et al. (2000) demonstraram que um único tratamento com imidaclopride é capaz de controlar eficazmente as infestações por pulgas em cães e gatos durante pelo menos 28 dias e contribui significativamente para a melhoria ou o desaparecimento dos sinais clínicos da dermatite alérgica às pulgas.

Jacobs et al. (2000) estabeleceram ainda que provoca a inibição do desenvolvimento de pulgas imaturas no ambiente imediato dos gatos.

Para além dos cães e gatos, o imidaclopride também foi considerado eficaz no tratamento de infestações por piolhos mastigadores (Werneckiella equi) em cavalos (Mencke et al., 2004 e Mencke et al., 2005).

O imidaclopride é também utilizado em combinação com outros produtos químicos. A solução tópica de imidaclopride mais moxidectina é utilizada para a prevenção de doenças causadas por vermes do coração (Dirofilaria immites) em cães (Arther et al., 2005 a) e gatos (Arther et al., 2005b). Kreiger et al. (2005) verificaram que esta combinação é um tratamento eficaz e seguro para a sarna sarcóptica e a octacariose no cão. Também é eficaz contra a demodicose em cães (Heine et al., 2005 e Fourie e Heine, 2005).

No entanto, o imidaclopride isolado é mais eficaz no tratamento da infestação por pulgas em cães, tendo-se verificado que a sua combinação com a permetrina é mais eficaz na eliminação de carraças (Haemophsalis longicornis) em cães (Hagimori et al., 2005) e também diminuiu a carga de pulgas da areia em cães tratados (Klimpel et al., 2005).

O imidaclopride é um veneno de contacto e entra nos parasitas através da membrana intersegmentar não esclerotizada (Melhorn et al., 1999). Quando utilizado em animais, o imidaclopride é incorporado na camada lipídica da pele, espalha-se pela superfície do corpo (Melhorn et al., 1999) e oferece uma proteção de 95% aos cães e gatos contra a reinfestação por pulgas durante, pelo menos, quatro semanas após o tratamento (Arther et al., 1997 e Bond, 2004). No entanto, a transferência cumulativa de imidaclopride alerta para os riscos potenciais para a saúde dos cães e gatos tratados (Jacobs et al., 2001). Os animais de criação e as aves de capoeira são expostos ao acaricida através do consumo de forragens tratadas com imidaclopride.

2.2.4 Resistência

Em muitos sistemas agrícolas em todo o mundo, a Bemisia tabaci desenvolveu níveis elevados de resistência aos insecticidas convencionais, como os organofosforados, os carbamatos e os piretróides. É necessário desenvolver estratégias para manter a eficácia dos insecticidas e diminuir a taxa de evolução da resistência dos insectos. Desde a sua introdução em 1991, os neonicotinóides têm sido a inovação mais encorajadora no controlo da mosca branca.

Estudos realizados por Elbert e Nauen (2000) constataram que a B. tabaci de

Almeria, Espanha, demonstrou claramente um declínio constante na suscetibilidade aos neonicotinóides.

Prabhaker et al. (2005) avaliaram o potencial de resistência cruzada aos insecticidas neonicotinóides em Bemisia tabaci e concluíram que os factores ecológicos e operacionais desempenham um papel importante no desenvolvimento da resistência cruzada aos neonicotinóides.

As estratégias de combate à resistência aos neonicotinóides devem ter em conta as caraterísticas de resistência cruzada destes mecanismos, a ecologia das pragas-alvo em diferentes plantas hospedeiras e as implicações da crescente diversificação do mercado dos neonicotinóides devido à introdução contínua de novas moléculas.

2.2.5 Toxicidade em mamíferos

Os ingredientes activos a utilizar na proteção das plantas devem ser submetidos a testes exaustivos para determinar o potencial de risco toxicológico que podem ter para o homem e para os animais, enquanto utilizadores das formulações e consumidores das culturas tratadas. A toxicidade selectiva, que implica um baixo risco para os mamíferos e uma elevada potência para os parasitas, são requisitos essenciais para pesticidas seguros e eficazes. A nicotina foi utilizada durante séculos para controlar os insectos sugadores, apesar da sua eficácia relativamente baixa e da sua elevada toxicidade para os mamíferos. Os neonicotinóides são mais tóxicos para os insectos e menos tóxicos para os mamíferos, constituindo um excelente exemplo de toxicidade selectiva (Kagabu, 1997 e Yamamoto e Casida, 1999). Verificou-se que os neonicotinóides têm uma baixa toxicidade para os mamíferos (Schmuck, 2001). O imidaclopride é classificado pela Agência de Proteção do Ambiente dos EUA (EPA) como agente de toxicidade de classe II e de classe III. Deve ser rotulado com a palavra de sinalização "aviso" ou "cuidado" (Meister, 1995). O imidaclopride foi considerado moderadamente tóxico, sendo a dose oral LD50 de 450 mg/kg de peso corporal em ratos (Meister, 1995). A DL50 dérmica de 24 horas do imidaclopride em ratos é superior a 5000 mg/kg. Verificou-se que praticamente não tem toxicidade dérmica aguda e tem baixa toxicidade aguda por inalação. Não é irritante para a pele nem para os olhos e não é um sensibilizador da pele (Kidd e James, 1994). O imidaclopride não apresenta potencial genotóxico ou mutagénico. O imidaclopride é rápida e quase completamente absorvido pelo trato gastrointestinal e eliminado através da urina e das fezes nos seres humanos. A utilização do tiaclopride em pulverização é considerada aceitável no que respeita ao risco para os mamíferos (Schmuck, 2001).

Em animais de laboratório, os sintomas de exposição oral aguda ao imidaclopride incluem apatia, respiração difícil, perda da capacidade de se mover, cambaleio, tremores, emaciação e convulsões. Cox (2001) referiu que os sintomas da inalação de imidaclopride durante quatro horas incluíam respiração difícil, perda da capacidade de se mover e ligeiros tremores.

Wu et al. (2001) relataram um caso de ingestão aguda de uma formulação inseticida contendo 9,7% de imidaclopride, <2% de surfactante e o restante como solvente, N-metilpirrolidona, num ser humano. As manifestações clínicas incluíram sonolência, desorientação, tonturas, erosões orais e gastroesofágicas, gastrite hemorrágica, tosse produtiva, febre, leucocitose e hiperglicemia.

2.2.6 Perfil toxicológico

O acetamipride é um inseticida de uso geral com propriedades físicas e toxicológicas únicas em comparação com os insecticidas da classe anterior, sendo comparativamente mais seletivo para os insectos do que para os mamíferos.

Godfrey (1999) observou que um gato desenvolveu uma erupção cutânea grave após o tratamento com um produto que continha imidaclopride. A erupção cutânea centrou-se no local onde o imidaclopride foi aplicado.

Berny et al. (1999) referiram que os patos foram envenenados e mortos pela utilização agrícola de imidaclopride. Foram encontrados resíduos de imidaclopride no papo, na moela e no fígado de patos.

Solecki (2001) elaborou um perfil de toxicidade do imidaclopride que, no rato, a DL50 oral era de 380-650 mg/ kg de peso corporal e a LC50 por inalação era > 0,69 mg/ l de ar (4 h, apenas no nariz). Também referiu que, no coelho, a DL50 dérmica era > 5000 mg/ kg de peso corporal.

Cox (2001) referiu que o imidaclopride afecta a reprodução e que a exposição de animais de laboratório grávidas resulta em abortos mais frequentes e em crias mais pequenas. O imidaclopride é agudamente tóxico para algumas espécies de aves, incluindo pardais, codornizes, canários e pombos, com DL50 inferior a 50 mg/kg em todas elas. Também provocou o enfraquecimento da casca do ovo nas aves.

Siddiqui (2004) efectuou estudos toxicológicos e imunológicos sobre a exposição subaguda de galos ao imidaclopride e ao quinalfos. Em diferentes grupos de aves, foram administradas doses orais diárias de 50 e 100 pg/kg de peso corporal de quinalfos e de 1 e 2 mg por kg de peso corporal de imidaclopride, suspensos em óleo de amendoim, durante 28 dias. As proteínas totais diminuíram em todas as aves tratadas com inseticida após 14 dias de tratamento, ao passo que a globulina total diminuiu apenas nos grupos tratados com quinalfos. O título de anticorpos contra a vacina contra o NDV diminuiu significativamente em ambos os grupos tratados com inseticida na primeira semana de tratamento, mas, após 14 dias de tratamento, o nível do título de anticorpos não mostrou qualquer redução significativa.

Eissa (2004) verificou que a glutationa é eficaz na redução da toxicidade do imidaclopride para o tecido hepático em codornizes japonesas, como indicado pela melhoria das alterações histológicas e no SGOT e SGPT. Enquanto se observou uma recuperação ligeira no fígado e nos testículos com vitamina C. Estas substâncias actuam como antioxidantes para reduzir os efeitos tóxicos do imidaclopride.

Tomizawa e Casida (2005) documentaram que não existem antídotos específicos para o envenenamento por neonicotinóides em mamíferos. O tratamento com uma oxima reactivadora da acetilcolinesterase (AChE) (por exemplo, a pralidoxima, importante no envenenamento por organofosforados) ou um antagonista nicotínico pode ser ineficaz ou contraindicado. Também recomendaram tratamento sintomático para qualquer possível caso de envenenamento agudo.

Karabay e Oguz (2005) examinaram os efeitos citogenéticos e genotóxicos do inseticida neonicotinóide imidaclopride e do inseticida organofosforado metamidofos, quando administrados isoladamente ou em combinação. Os ratos albinos Wistar foram alimentados diariamente por via oral com ração de laboratório e tratados com várias concentrações de insecticidas, 50 e 10 mg/kg de imidaclopride, 2,5 e 5 mg/kg de metamidofos e ambos, imidaclopride e metamidofos, 2,5 e 5 mg/kg, respetivamente, durante 90 dias. Foram avaliadas as aberrações cromossómicas numéricas e estruturais. Foram detectadas diferenças significativas entre todos os grupos administrados com inseticida e o grupo de controlo e entre as duas concentrações dos grupos tratados com pesticida. Ambas as concentrações dos insecticidas induziram um aumento da frequência de micronúcleos relacionado com a dose. Todas as doses testadas dos insecticidas demonstraram atividade mutagénica na presença da mistura S9.

2.3 PATOMORFOLOGIA DA TOXICIDADE AGUDA:

Shakila (2000) observou um envenenamento agudo por inseticida organofosforado em aves desi. Foram observadas ascite ligeira e hemorragias na gordura pericárdica. Os pulmões estavam edematosos e revelavam algumas hemorragias. O fígado apresentava-se congestionado e com uma consistência ligeiramente mais dura. Os folículos ovarianos apresentavam uma congestão moderada a grave. A mucosa do proventrículo e do intestino estava congestionada e hemorrágica.

Sivaseelan (2003) relatou congestão generalizada e hemorragias dos tecidos subcutâneos em envenenamento agudo por inseticida fosfamidão em vacas leiteiras. No rúmen, o epitélio cornificado desprendeu-se, expondo áreas de hemorragia crua. Foram observadas hemorragias no abomaso e no trato intestinal. Foram encontradas hemorragias petequiais na serosa pericárdica e também havia miocárdio congestionado. No estudo, observou-se hepatomegalia com bordos arredondados. A congestão irregular dos pulmões e o baço gravemente congestionado foram as outras lesões notáveis registadas.

Manna et al. (2004a) efectuaram um estudo de toxicidade de dose oral única de alfa-cipermetrina em ratos. O valor LD50 oral agudo foi calculado como 145mg/kg de peso corporal. Os resultados post-mortem dos ratos (mortos em 48 horas) revelaram estômago inchado com hemorragias no estômago e no intestino.

Também foram observadas hemorragias nos pulmões. Não foram detectadas quaisquer outras alterações noutros órgãos viscerais. Microscopicamente, a alfa-cipermetrina produziu hemorragias nos pulmões. No fígado, observaram-se congestão e hemorragias. No estômago, produziu descamação e necrose do epitélio. Foram observadas congestão e hemorragias nas meninges e no cerebelo.

2.4 SINAL CLÍNICO

Premlata (2001) não registou sintomas tóxicos caraterísticos em ratos wistar adultos tratados com imidaclopride oral na dose de 20 mg/kg e 40 mg/kg, i.p. diariamente durante 28 dias.

Cox (2001) verificou que os ratos que receberam uma dose letal oral aguda (única) de imidaclopride apresentaram sintomas típicos semelhantes aos causados por uma sobredosagem de inseticida organofosforado, como diarreia, emaciação, letargia, respiração difícil, falta de coordenação, cambaleio, tremores e espasmos.

Kaur et al. (2006) relataram que a administração oral diária de imidaclopride a uma taxa de dose de 1 mg/kg /dia produziu uma toxicose muito ligeira em vitelos. O imidaclopride produziu sintomas tóxicos de descarga nasal e regurgitação de conteúdo ruminal do dia 3 ao dia 7 de tratamento. Todos os animais do grupo de tratamento apresentaram uma ligeira dificuldade em levantar-se a partir do 17º dia. Todos os animais tratados com imidaclopride recuperaram no prazo de 7 dias após a remoção do inseticida.

2.5 PESO DO CORPO

A diminuição do peso corporal dá uma indicação de stress nos animais. O stress pode provocar uma redução do consumo de alimentos, levando à perda de peso corporal. O stress é um termo geral utilizado para descrever a soma dos mecanismos de defesa de um animal contra um estímulo de stress (stressor) em qualquer situação. Por conseguinte, o peso corporal também serve como um dos indicadores do mecanismo de defesa do animal contra uma substância suspeita de ser um fator de stress.

Koller et al. (1976) observaram uma diminuição do ganho de peso corporal em ratos expostos ao pesticida leptofos a 0, 10, 100 e 500 ppm durante 12 semanas.

Parker et al. (1983) relataram a toxicidade do fenvalerato em ratos. Dois grupos de 50 ratos machos e 50 fêmeas B6C3F1 foram alimentados com concentrações dietéticas de 10, 50, 250 e 1250 ppm de fenvalerato durante 2 anos. Dois grupos de ratinhos de controlo (50 por sexo) receberam apenas dieta basal. O peso corporal foi significativamente reduzido nos ratinhos machos e fêmeas do grupo tratado com 1250 ppm.

Hassan et al. (1988) registaram o efeito da decametrina no peso corporal de coelhos. Observaram que o tratamento com o pesticida causou pouco efeito no peso corporal dos coelhos. A média geral dos pesos corporais de todos os grupos aumentou durante a experiência.

Em contraste com a diminuição do ganho de peso corporal, não foram registados efeitos no peso corporal após a exposição a pesticidas. A alimentação com endossulfão durante 15 dias em ratos (Gupta e Chandra, 1977) e ratazanas (Kannan, 1983), famfur durante 45-90 dias em ratos (Black et al., 1979), atrazina em ratazanas (Fournier et al., 1992) e fenvalerato aplicado por via dérmica em pintos (Majumder et al., 1997) não tem efeitos no peso corporal.

Patel (1996) não observou qualquer alteração no ganho de peso corporal ou na taxa de ganho de peso em ratos albinos machos que receberam 20 e 40 mg/kg de peso corporal de cipermetrina durante 60 dias. Varshneya et al. (1992) não observaram qualquer efeito da cipermetrina em ratos no aumento do peso corporal.

Krishnappa et al. (2000a) documentaram que o tratamento com níveis elevados de lambda-cialotrina na dieta (20000 ppm) provocou uma diminuição do consumo de ração e do ganho de peso corporal em ratos wister machos, não tendo sido observadas alterações no peso corporal das fêmeas

Verificou-se que o acefato em aerossol (Hoffman, 2000) e misturado com alimentos para ratos (Auletta e Hogan, 1981) provoca uma diminuição do aumento de peso corporal.

Bhelonde e Ghosh (2004) referiram que a fenpropatrina (10% CE), um inseticida piretróide sintético, foi administrada a ratos albinos machos a 5,916 (grupo II), 2,958 (grupo III) e 1,478 (grupo IV) mg/kg de peso corporal durante 90 dias. Os ratos do grupo I foram alimentados com ração normal. O ganho de peso corporal foi afetado significativamente ($P<0,05$) apenas nos ratos do grupo II

2.6 PESO DO ÓRGÃO

Os ratos tratados com 100 ppm de malatião durante 12 semanas (Bannerjee et al., 1998) apresentaram um aumento do rácio fígado/peso corporal em comparação com o controlo. O rácio baço/peso corporal diminuiu significativamente nos ratos expostos a 50 ppm de malatião durante 12 semanas ou a 100 ppm durante 8 semanas e 12 semanas. Varshneya et al. (1992) também registaram uma diminuição do peso do baço em ratos tratados com cipermetrina.

Krishnappa et al. (2001) registaram um aumento significativo nos rácios de peso dos órgãos do fígado e dos rins em ratos wistar fêmeas expostos à toxicidade subcrónica da lambda-cialotrina (@ 20000 ppm). No entanto, as glândulas supra-renais, os ovários e o baço não foram muito afectados em nenhum dos níveis de dose (@ 500, 3000 e 20000 ppm). Os rins e o fígado nas doses mais baixas também não foram muito afectados.

2.7 HAEMATOLOGIA

Anil Kumar et al. (1996) registaram uma diminuição do teor de hemoglobina (Hb), do volume de células compactadas (PCV) e da contagem total de eritrócitos (TEC) em ratos tratados com organoclorados. A supercipermetrina forte em ratos (Siroki et al., 1994) provocou um aumento dos valores do hematócrito na dose mais elevada (LD50/10) testada. Ladies et al. (1994) também registaram um aumento de 33% na contagem de hemácias quando ratos CD foram expostos oralmente a carbaril (25 mg/kg) durante um período de duas semanas (5 dias/semana). Na dose de 50 mg/kg, foi observada uma diminuição de 34% nos leucócitos e um aumento de 13% na contagem de hemácias.

Guilhermino et al. (1998) realizaram experiências para avaliar os efeitos tóxicos agudos de 8,7-30 mg de paratião na hematologia de ratos Wistar machos. As contagens de glóbulos vermelhos e os valores de Hb aumentaram nos ratos tratados.

Sandhu et al. (2000) referiram que a administração de traizofos em doses orais repetidas de 0,1 e 0,25 mg/kg por dia durante 21 dias em vitelos búfalos provocou uma diminuição do TEC. A Hb não foi afetada com uma dose baixa, mas uma dose mais elevada produziu uma diminuição significativa da concentração de Hb. O inseticida tem um efeito variável na contagem total de leucócitos.

Choudhary e Joshi (2002) estudaram o efeito da exposição de curta duração ao endossulfão na hematologia de ratos machos. O endossulfão foi administrado na dose de 5, 10 e 15 mg/kg de peso corporal por dia durante 15-30 dias. A contagem total de eritrócitos, o PCV e o teor de Hb diminuíram, enquanto a TLC aumentou significativamente.

Kaur et al. (2003) estudaram o efeito da administração oral repetida de amitraz em doses de 0,25 e 1,0 mg/kg/dia durante 21 dias consecutivos em alguns parâmetros hematológicos em vitelos de raça cruzada (n=12). O amitraz na dose de 0,25 mg/kg/dia produziu uma diminuição significativa (52,7%) na taxa de sedimentação de eritrócitos e uma elevação na concentração de Hb (28,1%). O amitraz em ambas as doses durante 21 dias não causou qualquer alteração significativa na TLC e TEC, mas a dose mais elevada causou um nível elevado (17,3%) de PCV. O amitraz em diferentes doses produziu uma elevação significativa nos valores do volume corpuscular médio (21,8%), hemoglobina corpuscular média (57,6%) e concentração de hemoglobina corpuscular média (30,0-32,2%) em vitelos de vaca.

Yousef et al. (2003) observaram uma diminuição da hemoglobina e um aumento da CPT em coelhos brancos da Nova Zelândia quando lhes foi administrada uma dose subletal de cipermetrina (24 mg/kg de peso corporal; 1/100 LD50) e isoflavonas (2 mg/kg de peso corporal) por via oral em dias alternados durante 12 semanas.

Premlata et al. (2006) estudaram a toxicidade subaguda do imidaclopride em ratos machos adultos após a administração intra-peritoneal de 20 e 40 mg/kg por dia durante 28 dias. Não se registou qualquer efeito nas contagens de Hb, PCV e TEC em ambos os níveis de dose. O imidaclopride causou um efeito inconsistente na CPT, mostrando um aumento da CPT no sétimo dia com a dose mais baixa e uma diminuição gradual da CPT até 28 dias com a dose mais elevada.

Mishra e Kuswah (2007a) relataram as alterações hematológicas em ratos albinos expostos a monocrotofos a 0,45 (baixo), 0,90 (médio) e 1,8 (alto) em três grupos, respetivamente, em comparação com o grupo de controlo. A estimativa hematológica revelou que houve um declínio significativo nos eosinófilos (1.500 + 0.543) contra um aumento altamente significativo no nível de neutrófilos (25.833 + 1.923). Também foi observada uma redução significativa na contagem de hemácias (6,857 + 0,293) e linfócitos (66,667 + 1,114).

2.8 ESTUDOS BIOQUÍMICOS

2.8.1 Glicose

Haynes e Murad (1985) concluíram que os corticosteróides provocam uma resposta hiperglicémica através da gluconeogénese ou da inibição da secreção de insulina ou através da elevação dos níveis plasmáticos de glucagon e da inibição da utilização periférica da glicose. Weiner (1985) referiu que os insecticidas estimulam as catecolaminas que, como se sabe, inibem a secreção de insulina através da ativação do recetor alfa do pâncreas.

Shah e Gupta (2001) efectuaram estudos de toxicidade subaguda da permetrina em ratos machos albinos jovens. A administração oral diária de permetrina na dose de 24-120 mg/kg durante 30 dias resultou numa hiperglicemia marginal a significativa na dose mais elevada (120 mg/kg).

Filazi et al. (2003) revelaram que o amitraz não tinha qualquer efeito na concentração de glucose sérica, quando os ratos receberam amitraz por gavagem a 15 ou 45 mg/kg diluído com dimetilsulfóxido (DMSO), embora o DMSO tenha levado a uma diminuição significativa da concentração de açúcar no sangue.

Premlata et al. (2006) estudaram a toxicidade subaguda do imidaclopride em ratos adultos machos após a administração I.P. à taxa de 20 e 40 mg/kg diariamente durante 28 dias. O imidaclopride causou hipoglicemia em ambos os níveis de dose, que se verificou ser dependente da dose.

Kaur e Sandhu (2006) documentaram o efeito da aplicação dérmica diária de alfametrina (0,1%) e fenavalerato (0,1%) durante 10 dias consecutivos em vitelos de raça cruzada. A hiperglicemia (24,6%) foi observada apenas com a aplicação dérmica de fenvalerato em vitelos de vaca.

Mishra e Kuswah (2007b) verificaram um aumento significativo da glucose sérica quando o grau técnico de monocrotofos foi administrado por via oral a ratos a 0,45 (baixa), 0,90 (média) e 1,8 (alta) em três grupos, respetivamente, em comparação com o grupo de controlo. O aumento do nível de glucose no soro com referência ao nível de dose médio e elevado foi marcadamente diferente do controlo.

2.8.2 Proteína total, albumina e globulina

Khurana et al. (1997) revelaram que os insecticidas como o lindano, o monocrotofos, o carbofurano e o fenvalerato, quando administrados a cordeiros durante 6 meses, numa dose sem efeitos adversos, provocaram uma diminuição significativa das proteínas totais e das globulinas séricas e um aumento do rácio A:G

Khurana e Chauhan (1999) documentaram uma depressão significativa das globulinas e gamaglobulinas séricas em cordeiros alimentados com lindano à taxa de 1,25 mg/kg de peso corporal durante 6 meses. Krishnappa et al. (2000) realizaram estudos de toxicidade bioquímica subcrónica (90 dias) com lambda-cialotrina 2,5% CE em ratos Wistar machos. A exposição causou uma elevação significativa da albumina.

Kaur et al. (2000) investigaram o efeito tóxico do clorpirifos após administração oral repetida durante 28 dias em determinados analitos bioquímicos do sangue e tecidos/órgãos em cabras. Foram colhidas amostras de sangue nos dias 0, 7, 14, 21 e 28 após a administração de clorpirifos para estudar as proteínas totais do soro. Registou-se um aumento significativo do nível de proteínas totais.

Shah e Gupta (2001) efectuaram estudos de toxicidade subaguda da permetrina em ratos machos albinos jovens. A administração oral diária de permetrina na dose de

24-120 mg/kg durante 30 dias mostrou alterações não significativas no nível de proteínas totais.

Khurana e Chauhan (2003) registaram uma diminuição significativa das globulinas e gamaglobulinas séricas em cordeiros alimentados com monocrotofos (0,025 mg/kg) durante 6 meses.

Premlata et al. (2006) estudaram a toxicidade subaguda do imidaclopride em ratos adultos machos após a administração I.P. à taxa de 20 e 40 mg/kg diariamente durante 28 dias. Não foi observado qualquer efeito nas proteínas e albumina plasmáticas.

2.8.3 Aspartato amino transferase (AST) e Alanina amino transferase (ALT)

A Aspartato Amino Transferase (AST) e a Alanina Amino Transferase (ALT) são enzimas indicadoras da função hepática. Quando a função hepática é afetada, o nível destas enzimas aumenta.

Kerkvliet et al. (1982) referiram que o nível de alanina amino transferase estava aumentado devido à exposição alimentar crónica ao pentaclorofenol em ratos. O fenvalerato (Parker et al., 1983) à taxa de 1250 ppm na alimentação durante 2 anos provocou um aumento da SGOT em ratos.

Ragothaman (1991) verificou um aumento significativo das actividades AST e ALT em ratos devido à toxicidade aguda da cipermetrina. Ahmed et al. (1989) também observaram um aumento significativo da atividade da ALT (alanina aminotransferase sérica - GPT) em ratos que receberam cipermetrina a 14,8 e 33,3 mg/kg de peso corporal por dia durante 13 semanas.

Mondal et al. (1992) observaram uma diminuição significativa da atividade ALT apenas 4, 8 e 22 dias após o tratamento em cabras de bengala preta que receberam uma dose oral única de fenvalerato @ 5 mg/ kg de peso corporal.

Tapase (1994) observou um aumento rápido da atividade da AST em vitelos de búfalo e ratos repetidamente intoxicados com fenvalerato a 125 e 250 mg kg-1, respetivamente nos dias 0, 3 e 7.

Choudhary et al. (2003) observaram a hepato e a nefrotoxicidade do endossulfão em ratos. A administração oral de endossulfão na dose de 10 mg/kg/dia durante duas e quatro semanas revelou um aumento das concentrações séricas de AST e ALT

Filazi et al. (2003) revelaram um aumento dos níveis séricos de AST e ALT quando os ratinhos receberam amitraz por gavagem a 15 ou 45 mg/kg de peso corporal, diluído com dimetilsulfóxido (DMSO).

Manna et al. (2005) estudaram a toxicidade da deltametrina em doses repetidas (LD50/10) em ratos durante 30 dias. A deltametrina aumentou significativamente os níveis séricos de aminotransferase e fosfatase alcalina.

Kaur e Sandhu (2006) estudaram o efeito da aplicação dérmica diária de alfametrina (0,1%) e fenavalerato (0,1%) durante 10 dias consecutivos em vitelos de raça cruzada. A alfametrina causou níveis elevados da enzima alanina aminotransferase. O fenvalerato não produziu qualquer efeito sobre a AST e a ALT.

Mishra e Kuswah (2007b) relataram as alterações bioquímicas em ratos albinos expostos a monocrotofos (MCP) a 0,45 (baixa), 0,90 (média) e 1,8 (alta) em três grupos, respetivamente, em comparação com o grupo de controlo. Verificou-se que o nível dos parâmetros bioquímicos, nomeadamente AST e ALT, aumentou significativamente devido à administração de doses variáveis de MCP.

2.8.4 Fosfatase alcalina

Hend e Butterworth (1976) registaram um aumento da atividade da fosfatase alcalina em ratos Charles River alimentados com dietas que continham 1600 ppm de cipermetrina durante três meses.

Srivastava (1993) encontrou um aumento significativo na atividade da fosfatase alcalina sérica de ratos intoxicados com permetrina (25, 50 e 100 mg kg-1 de peso corporal) durante 90 dias.

Gautam e Shrivastava (2006) registaram um aumento da atividade da fosfatase alcalina nos testículos de ratos machos expostos a diclorovos (1ppm) durante 15 e 30 dias.

2.8.5 Fosfatase ácida

Sandhu et al. (2001) estudaram o efeito da exposição oral a curto e longo prazo de triazofos nas aminotransferases e fosfatases plasmáticas em vitelos búfalos. Dezoito vitelos de búfalo machos clinicamente saudáveis (80-160 kg) mantidos em condições de alimentação padrão foram divididos em dois grupos, nomeadamente o Grupo I e o Grupo II para estudos orais de curto e longo prazo, respetivamente. Cada grupo foi dividido em três subgrupos com 3 animais cada. No grupo I, dois subgrupos receberam triazofos em doses orais repetidas de 0,1 e 0,25 mg/kg/dia durante 21 dias consecutivos e o terceiro subgrupo serviu de controlo. No estudo a longo prazo (grupo II), dois subgrupos receberam doses orais repetidas de 0,5 e 0,01 mg/kg/dia durante 140 dias e o terceiro subgrupo serviu de controlo. Ambas as doses de triazofos na administração oral a curto e a longo prazo elevaram significativamente os níveis plasmáticos de fosfatase ácida em 47,6-56,6% (10.º dia) e 54,8-176,3% (40.º dia), respetivamente.

Gautam e Shrivastava (2006) estudaram as alterações induzidas pelo diclorovos nas actividades enzimáticas nos testículos e nas glândulas supra-renais de Mus muculus machos. Quinze ratos Mus musculus machos sexualmente maduros, pesando 30±5 gramas, foram expostos a diclorovos (1 ppm) durante 15 e 30 dias e as suas actividades enzimáticas, ou seja, a fosfatase ácida (ACP) e a fosfatase alcalina (ALP), foram estimadas nos testículos e nas glândulas supra-renais. O diclorovos aumentou as actividades da ACP e da ALP nos testículos e nas glândulas supra-renais após 15 e 30 dias, em comparação com o grupo de controlo.

Mishra e Kuswah (2007b) registaram um nível mais elevado de fosfatase ácida com doses variáveis (@ 0,45, 0,9 e 1,8 mg/kg de peso corporal) de monocrotofos (36% SL) em ratos albinos fêmeas.

2.8.6 Creatinina

Kaur et al. (2000) investigaram o efeito tóxico do clorpirifos após administração oral repetida durante 28 dias em determinados analitos bioquímicos sanguíneos e tecidos/órgãos em cabras. Foram recolhidas amostras de sangue nos dias 0, 7, 14, 21 e 28 após a administração de clorpirifos para estudar os valores de creatinina.

Produziu um aumento significativo nos valores de creatinina.

Krishnappa et al. (2000b) verificaram um aumento dos níveis de creatinina em ratos Wistar expostos a 500, 3000 e 20000 ppm de lambda-cialotrina num estudo de toxicidade bioquímica subcrónica (90 dias).

Choudhary et al. (2003) observaram a hepato e a nefrotoxicidade do endossulfão em ratos. A administração oral de endossulfão na dose de 10 mg/kg/dia durante duas e quatro semanas mostrou interferência tóxica com o aumento do nível de creatinina sérica.

Filazi et al. (2003) observaram uma diminuição do nível de creatinina sérica quando os ratinhos receberam amitraz por gavagem numa dose de 15 ou 45 mg/kg de peso corporal diluída com DMSO.

Premlata et al. (2006) estudaram a toxicidade subaguda do imidaclopride em ratos machos adultos após a administração I.P. à taxa de 20 e 40 mg/kg diariamente durante 28 dias. Não se registou qualquer efeito na creatinina plasmática dos ratos até ao 14º dia. Depois, diminuiu no 28º dia em ambos os níveis de dose.

Mishra e Kuswah (2007b) observaram uma elevação não significativa da creatinina sérica de uma forma dependente da dose (0,45, 0,9 e 1,8 mg/kg de peso corporal) em ratos albinos fêmeas num estudo de toxicidade do monocrotofos.

2.8.7 Azoto ureico no sangue

Swentzel et al. (1977) estudaram o efeito da resmetrina a um nível de até 724 mg/kg na dieta de ratos durante 90 dias. Não foram observadas diferenças significativas nos valores de azoto ureico no sangue entre os animais testados e os animais de controlo. Kaur et al. (2006) relataram os efeitos tóxicos da exposição oral subaguda de imidaclopride em parâmetros bioquímicos em vitelos de vacas cruzadas. O imidaclopride, um inseticida neonicotinóide, após administração oral repetida à taxa de dose de 1 mg/kg/dia durante 21 dias consecutivos em vitelos de vaca, não induziu qualquer alteração significativa no nível de azoto ureico no sangue.

2.8.8 Naqvi e Vaishnavi (1993) referiram que o endosulfan provocou um aumento do conteúdo de fosfolípidos do sistema microssomal e do sistema surfactante e induziu profundamente a atividade da álcool desidrogenase e da glutationa S-transferase citosólica em ratos.

Hassan et al. (1995) registaram uma diminuição acentuada do perfil lipídico durante a injeção diária de dimetoato (10 mg/0,5 ml) durante 8 dias consecutivos em ratos.

2.8.9 Cálcio

Hiromori et al. (1982) observaram um aumento do nível de cálcio sérico quando a tetrametrina de grau técnico foi administrada a ratos S.D. durante 6 meses a 3000 mg/kg de dieta.

2.8.10 Fósforo

Matur et al. (2004) estudaram o efeito da toxicidade da Helleborus orientalis em ratos. Um total de 40 ratos fêmeas albinos wistar foram divididos em 4 grupos de 1 controlo e 3 grupos experimentais, com 10 ratos em cada. Um ml de água destilada foi administrado por via subcutânea ao grupo de controlo (C) e 1 ml de soluções de extrato obtidas a partir de matéria-prima vegetal em pó (PRM), extrato aquoso (WE) e extrato metanólico (ME) de Helleborus orientalis foram administrados por via subcutânea aos grupos experimentais, respetivamente. Após 10 dias de aplicação, a concentração de fósforo e cálcio diminuiu em comparação com o primeiro dia nos grupos ME.

2.8.11 Plasma Potássio, sódio e cloreto

Sano et al. (2005) observaram um valor significativamente mais elevado de potássio em ratos machos do grupo de 40 mg/kg na toxicidade oral do bismuto em ratos. Não se verificaram diferenças significativas nos valores de sódio e cloreto no estudo de toxicidade oral de doses repetidas de bismuto em ratos dos grupos de controlo e tratados.

2.8.12 Microelementos

Nagasue et al. (1989) revelaram que a lesão patológica dos hepatócitos altera o metabolismo dos oligoelementos, especialmente o zinco e o cobre. Sogawa et al.

(1994) determinaram baixas concentrações de zinco no plasma e no soro em cirrose crónica, biliar e induzida por CCl4.

Os efeitos da Nigella sativa e da vitamina E mais Se em ratos tratados com CCl4 foram estudados por Deger et al. (2004). A todos os grupos experimentais foi administrado CCl4 em doses gradualmente crescentes (0,15, 0,20, 0,25, 0,30, 0,40, 0,50, 0,60, 0,70, 0,75 ml/kg) duas vezes por semana durante a experiência, durante 32 dias. O nível de zinco nos ratos do grupo de CCl4 isolado foi significativamente ($p<0,05$) inferior ao de todos os outros grupos.

2.9 ESTUDOS IMUNOLÓGICOS

O sistema imunitário é a defesa do organismo contra a invasão de substâncias estranhas. Assegura a vigilância contra agentes patogénicos, parasitas, proteínas estranhas e células cancerosas. Todos os agentes que afectam os mecanismos de equilíbrio fino mencionados podem causar imunossupressão específica do agente (Kacmar et al., 1999). O sistema imunitário é composto por duas partes que interagem entre si: a imunidade não específica e a imunidade específica. A imunidade específica divide-se ainda em imunidade humoral mediada e imunidade celular mediada. A imunidade mediada por células actua através do desenvolvimento e da proliferação de células T, que regulam a função da imunidade humoral, bem como as respostas imunes não específicas. As células T desenvolvem-se no timo e podem aumentar a resposta imunitária ou suprimi-la. As células T e os macrófagos comunicam através da libertação de citocinas, que são proteínas solúveis como o interferão ou as prostaglandinas. A resposta imunitária humoral é caracterizada pela produção de anticorpos, que são glicoproteínas com receptores específicos para se ligarem a determinados agentes patogénicos. Os anticorpos são produzidos por células B, que se desenvolvem na medula óssea dos roedores. Estas células precursoras são estimuladas por antigénios para proliferarem e se diferenciarem em células secretoras também conhecidas como células plasmáticas. São produzidos diferentes tipos de anticorpos, dependendo da função, da localização no organismo e da evolução temporal da infeção.

A imunossupressão por pesticidas é um fenómeno complexo, uma vez que os pesticidas podem interferir com diferentes funções do sistema imunitário, como o processamento e a apresentação de antigénios, a cooperação celular para a ativação de células produtoras de anticorpos e a síntese de anticorpos (Casale et al., 1984).

As consequências potenciais da imunotoxicidade dos pesticidas dividem-se em três grupos: imunotoxicidade direta (ligada principalmente à imunodepressão), reacções de hipersensibilidade e reacções auto-imunes (Kacmar et al., 1999).

Kannan (1983) efectuou uma série de experiências para estudar o efeito da administração de doses baixas de endossulfão na resposta da imunidade humoral aos leucócitos de células vermelhas do sangue em ratos. Em comparação com os ratinhos de controlo, os ratinhos tratados com endossulfão apresentaram um aumento das células formadoras de placas contra os leucócitos nos dias 4, 5 e 6 após a imunização. As respostas imunitárias primárias e secundárias aos SRBCs também aumentaram significativamente. O efeito mediado pelo endosulfan no título de anticorpos IgM foi reversível com o tempo. Em contraste com isto, Bannerjee e Hussain (1986) encontraram uma diminuição significativa na resposta imunitária humoral e na resposta imunitária mediada por células com doses subcrónicas (5, 10, 20 ppm) de administração de endossulfão em ratos albinos durante 8 a 22 semanas.

Tamang et al. (1988) provocaram a toxicidade da cipermetrina em ratos através da injeção intra-peritoneal do pesticida a 50 mg/kg de peso corporal por dia durante 26 dias e em cabras através de um encharcamento com cipermetrina a 41,6 mg/kg de peso corporal por dia durante 30 dias. O estado da CMI foi avaliado pelo teste de sensibilidade cutânea DNFB. Os resultados indicaram uma depressão significativa da CMI nos ratos e cabras tratados com cipermetrina. Além disso, a reação imunitária humoral das cabras intoxicadas com cipermetrina foi estimada através da contagem dos linfócitos B formadores de placas. A taxa de formação de placas na suspensão de linfócitos de cabras tratadas com cipermetrina foi significativamente reduzida e o diâmetro das placas foi também significativamente inferior ao dos animais de controlo. Os resultados indicaram que a cipermetrina suprimiu tanto a CMI como a capacidade de formação de anticorpos dos linfócitos.

Hajoui et al. (1992) avaliaram a imunotoxicidade do aldicarbe através da determinação da imunidade humoral, mediada por células e não específica em ratos de raça pura. Nem a viabilidade celular nem a contagem esplénica foram afectadas pelo inseticida a um nível de dose de 0,1-10 ppb na água; no entanto, a exposição subcrónica ao aldicarbe suprimiu significativamente a resposta esplénica do PFC ao SRBC a uma dose de 1 ppb.

Lukowicz-Ratajczak e Krechniak (1992) relataram a influência da deltametrina no sistema imunitário dos ratos. Os ratos BALB/c fêmeas receberam deltametrina em duas doses orais diárias; 6 mg/kg durante 84 dias e 15 mg/kg durante 14 dias. A resposta imunitária humoral em animais imunizados com SRBC, determinada pelo título de aglutinina e hemaglutinina, bem como pelo número de células formadoras de placas que produzem anticorpos IgM, diminuiu significativamente. Além disso, a resposta imunitária mediada por células foi avaliada pela atividade da alfa-naftil acetato esterase, pela formação de rosetas de complemento eritrocitário-anticorpo (EAC) e pelo teste de reação da almofada do pé. Foi também verificada uma diminuição da atividade da interleucina-1 (Il-1). Os resultados obtidos indicaram que a deltametrina apresenta um efeito imunossupressor.

Varshneya et al. (1992) avaliaram os efeitos imunotóxicos da cipermetrina administrada por via oral (em óleo de amendoim) a ratos albinos machos a níveis de dose (mg/kg) de 0 (controlo), 5, 10, 20 e 40 uma vez por dia durante 90 dias. Foi observada uma diminuição dependente da dose na reação de hipersensibilidade de tipo retardado no dia 61 após o tratamento. A resposta humoral, evidenciada pelos títulos séricos de hemaglutinina e hemolisina, não mostrou qualquer padrão definido no dia 90. Os resultados do estudo revelaram que doses baixas (5 e 10 mg/kg) não tiveram quaisquer efeitos adversos na imunocompetência dos ratos.

Siroki et al. (1994) relataram o efeito imunotoxicológico dos pesticidas piretróides em ratos. Foi observada uma diminuição significativa do número de células formadoras de placas produtoras de IgM após a administração oral de metade da DL50 de cipermetrina em ratinhos.

Tulinska et al. (1995) investigaram o efeito imunotóxico da supercipermetrina forte no rato Wistar. Verificou-se que a cipermetrina reduziu significativamente a imunidade mediada por células nos ratos tratados, em comparação com o controlo. O resultado indicou que a cipermetrina suprimiu tanto a imunidade mediada por células como as respostas imunitárias humorais em ratos Wistar. Fan et al. (1996) estudaram os efeitos da 2, 3, 7, 8-tetraclorodibenzo-p- dioxina (TCDD) na imunidade humoral e mediada por células em ratos Sprague-

Ratos Dawley. Foi utilizado um ensaio de hipersensibilidade de tipo retardado (DTH) para examinar a imunidade mediada por células. Um estudo de curso de tempo demonstrou que o tratamento com TCDD no dia -5 em relação à imunização (dia 0) produziu o maior efeito na imunidade mediada por células. Numa experiência de dose-resposta, os ratos foram tratados com 1, 3, 10, 20, 30, 40 e 90 pg de TCDD/kg. O efeito da TCDD na imunidade mediada por células apresentou uma curva de resposta à dose em forma de U invertido, em que doses baixas aumentaram e doses elevadas suprimiram esta função imunitária. A resposta de anticorpos primários ao SRBC foi utilizada como ponto final para estudar o efeito da TCDD na imunidade humoral. Os níveis séricos de IgM e IgG anti-SRBC foram medidos através de um ensaio de imunoabsorção enzimática (ELISA). Na gama de doses examinada (10, 20 e 40 pg/kg de TCDD), os níveis séricos de IgM não foram afectados pelo TCDD em comparação com os controlos aos 7 e 14 dias após a imunização. Em contrapartida, os níveis séricos de IgG foram elevados de forma dependente da dose, tanto 7 como 14 dias após a imunização, com um aumento máximo de 59% em relação aos controlos.

Shah e Gupta (1998) investigaram o efeito da permetrina (30-120 mg/kg/dia) administrada oralmente durante 14 dias na resposta humoral e mediada por células em ratinhos. Numa dose mais baixa, 30-60 mg/kg/dia, a permetrina não alterou a resposta humoral primária e secundária. No entanto, a 120 mg/kg/dia, reduziu significativamente a resposta imunitária mediada por células. Esta observação sugere que a permetrina, nestas doses, provoca a supressão da resposta CMI em ratinhos.

Bannerjee et al. (1998) comunicaram os efeitos de doses subcrónicas de exposição ao malatião nas respostas humoral e CMI em ratinhos albinos machos, ratos e coelhos, utilizando SRBC, toxoide do tétano e ovalbumina como antigénios. A resposta imunitária humoral foi avaliada através da estimativa das concentrações de imunoglobulina sérica (IgM e IgG), do título de anticorpos contra antigénios e das células formadoras de placas esplénicas (PFC). A resposta da CMI foi estudada utilizando os testes de inibição da migração de leucócitos (LMI) e de inibição da migração de macrófagos (MMI). A exposição subcrónica ao malatião induziu graus diferentes de supressão humoral e da CMI nestes animais experimentais. No entanto, as respostas imunitárias celulares e humorais diminuíram num padrão dependente da dose-tempo e foi observada uma tendência consistente.

Seth et al. (2002) estudaram o efeito do propoxur nas respostas imunitárias humorais e mediadas por células em ratos albinos. Os ratos albinos machos Wistar (200250 g de peso corporal) foram divididos aleatoriamente em 4 grupos de 10-12 animais cada. O propoxur (99,4% de pureza) foi dissolvido em óleo de amendoim e administrado a uma taxa de 10, 30 e 90 mg/kg de peso corporal por dia durante 30 dias através de sonda gástrica. Os ratos tratados com propoxur apresentaram uma diminuição significativa dos títulos de anticorpos contra a ovalbumina num padrão dependente da dose. A resposta IgM-PFC (célula formadora de placa) aos SRBC utilizados como antigénios também diminuiu significativamente e foi consistente com a redução dos níveis de anticorpos à ovalbumina, indicando o mesmo limiar de supressão das respostas imunitárias humorais a estes antigénios. Os ratos expostos ao propoxur e imunizados com ovalbumina demonstraram uma diminuição acentuada das respostas LMI e MMI e da reação DTH de uma forma dependente da dose, indicando a supressão da imunidade mediada por células. Apesar dos efeitos imunossupressores observados, o propoxur, nos níveis de tratamento utilizados, não produziu qualquer stress físico.

Neishabouri et al. (2004) examinaram os efeitos imunotóxicos do Diazinon (DZN) administrado por via intraperitoneal em ratinhos fêmeas C57bl/6. O diazinão foi administrado em doses de 25, 2 e 0,2 mg/kg durante 28 dias (cinco injecções por semana). Foram determinadas as respostas funcionais humorais e celulares, tais como a titulação da hemaglutinação (HA), o ensaio de formação de colónias IgM-Plaque (PFC), a hipersensibilidade de tipo retardado (DTH) ao SRBC e a subtipagem de células T (CD4/CD8). Os resultados mostraram que o DZN a 25 mg/kg podia suprimir tanto a atividade humoral como a atividade celular do sistema imunitário. O diazinão em dose média (2 mg/kg por dia) também pode inibir a resposta DTH. Estes resultados indicam que o DZN tem efeitos imunossupressores nos ratinhos C57bl/6 em doses superiores a 2 mg/kg.

Verificou-se que o imidaclopride é imunotóxico para animais de laboratório. Gatne et al. (2006) efectuaram estudos de imunotoxicidade do imidaclopride em ratos. Três grupos (10 cada) de ratos Sprague Dawley foram expostos ao imidaclopride oral (grau técnico) em doses (mg/kg) de 16, 48 e 160, respetivamente, durante 28 dias e o quarto grupo (10 ratos) foi o controlo não tratado. O efeito do imidaclopride no sistema imunitário foi estudado através da avaliação do título de anticorpos hemaglutinantes (HAT), da resposta DTH, do LMI contra SRBC e do índice fagocítico. Registou-se uma diminuição progressiva e proporcional da resposta HAT e DTH nos ratos tratados. O índice fagocítico e a migração leucocitária também foram reduzidos, sugerindo um efeito imunotóxico, que foi evidente a 160 mg/kg.

2.10PATOLOGIA:

As espécies não visadas são frequentemente expostas a doses baixas de pesticidas. Na prática, uma dose única não é importante, mas uma exposição prolongada e lenta é que é preocupante. Esta exposição conduz a alterações nos órgãos do corpo e no sistema imunitário. A primeira lesão a desenvolver-se é a nível celular. As alterações histopatológicas no fígado e nos rins foram analisadas, uma vez que o fígado é o principal local de biotransformação e os rins são o principal órgão de excreção. Os outros órgãos analisados são os pulmões, o coração, o baço e o ovário.

De acordo com estudos realizados por vários trabalhadores (Smith, 1948; Gupta e Chandra, 1977; Varshneya et al., 1986 e Choudhary et al., 2003), o fígado, sendo o órgão de biotransformação da maioria dos compostos, é o mais afetado. As lesões mais proeminentes foram congestão, degeneração vacuolar e acumulação de gordura na zona centrilobular, necrose focal a extensa, hiperplasia das células de

Kupffer, dilatação dos sinusóides, aberrações nucleares, degranulação citoplasmática e núcleos picnóticos.

Choudhary et al. (2003) observaram lesões nos rins, tais como glomerulonefrite crónica, glomerulosclerose, adenoma e depósitos glomerulares. No entanto, Black et al. (1979) não observaram quaisquer lesões histopatológicas em ratos alimentados durante 90 dias com famphur, um inseticida organofosforado. Shivanandappa e Krishnakumari (1981) também não conseguiram demonstrar quaisquer lesões histopatológicas com hexacloreto de benzeno em ratos.

Parker et al. (1983) alimentaram ratos machos com concentrações dietéticas de 10, 50, 250 e 1250 ppm de fenvalerato durante 2 anos. Provocou granulomas multifactoriais nos gânglios linfáticos, fígado e baço em ratos machos alimentados com 1250 ppm e em ratos fêmeas alimentados com 250 e 1250 ppm.

Estudos histopatológicos em ratos e cães (Vos, 1986) indicaram que o hexaclorobenzeno tem propriedades imunotóxicas. Os ratos expostos a doses baixas de hexaclorobenzeno apresentaram hiperplasia linfoide da polpa branca esplénica. Em cães, o hexaclorobenzeno produziu hiperplasia do tecido linfoide no estômago.

Thomas e Ratajczak (1988) avaliaram a imunotoxicidade de pesticidas carbamatos em ratos, alimentando-os diariamente com 0, 0,1, 1,0, 10, 100 ou 1000 ppb de aldicarbe em água durante 34 dias. O exame macroscópico e histopatológico dos tecidos relevantes para o sistema imunitário revelou a ausência de efeitos significativos. Kurkure et al. (1993) observaram alterações patológicas na bursa, timo e baço de aves tratadas com endossulfão.

Patel et al. (1996) produziu toxicidade em bezerros cruzados pela administração oral de cipermetrina @ 60 mg/kg de peso corporal por dia durante 30 dias. Na necropsia, a polpa branca do baço dos vitelos de vacas cruzadas apresentava um aspeto desbotado e os corpúsculos de Malphigian dos vitelos tratados eram mais pequenos do que o normal.

Cha et al. (2000) observaram atrofia esplénica e tímica em achados histopatológicos quando os ratos foram tratados com carbamato de etilo, que foi potenciada pelo pré-tratamento com diazinão. No baço, os linfócitos da bainha linfoide periarteriolar e da zona marginal pareciam estar empobrecidos nas polpas brancas. No timo, o carbamato de etilo causou uma depleção acentuada de células no córtex.

Luty et al. (2000) analisaram o espécime histológico de ratinhos envenenados com alfa-cipermetrina nas doses de ^ e 1/5 LD50. O fígado apresentou infiltrações linfóides, infiltração de células mononucleares e degeneração parenquimatosa dos hepatócitos. Os túbulos proximais do rim mostraram um aumento no número e tamanho dos vacúolos autofágicos e infiltração de células mononucleares entre os túbulos proximais.

Kaioumova et al. (2001) investigaram a toxicidade do herbicida amplamente utilizado Sal de dimetilamónio de 2-4 diclorofenoxi-ácido acético (DMA 2-4-D) no sistema linfoide de ratos após administração oral de uma dose única. O DMA 2-4-D destruiu, de forma dependente da dose, a integridade vascular do timo e causou depleção de células na polpa branca do baço e no córtex do timo.

É evidente, com base na literatura acima referida, que os pesticidas podem prejudicar vários sistemas do corpo e que o sistema imunitário é um dos mais sensíveis devido ao seu crescimento e diferenciação contínuos. A disseminação de pesticidas no ambiente exigiu uma identificação exacta dos seus potenciais perigos para a saúde humana e animal. Da análise precedente conclui-se que foram realizados poucos trabalhos sobre a toxicidade do acetamipride, pelo que são necessários mais estudos para compreender a toxicidade do acetamipride em termos de riscos para a saúde animal e estabelecer diretrizes para resíduos aceitáveis no ambiente.

CAPÍTULO 3

MATERIAIS E MÉTODOS

O presente estudo consiste na avaliação patológica da toxicidade oral aguda e subaguda do acetamipride. No estudo de toxicidade aguda, foi determinada a dose letal aproximada (DLA) de acetamipride em ratos wistar fêmeas. A toxicidade subaguda foi efectuada para estudar o efeito do acetamipride em vários sistemas de ratos fêmeas, após exposição durante 28 dias.

3.1 Inseticida:

O acetamipride, uma suspensão a 20% de inseticida neonicotinóide, é comercializado sob a designação de Manik® pela Rallis India Ltd, Mumbai, Índia. A identidade da substância ativa e da preparação que contém o manik é a seguinte

Substâncias activas	Acetamipride
Função:	Inseticida
Nome químico 1. União Internacional de Química Pura e Aplicada 2. Chemical Abstract Services (CAS)	 *(E)-Nl-* [(6-cloro-3-piridil)metil]-*N2-* ciano-Nl-metil acetamidina (*E*)-*N-* [(6-cloro-3-piridinil)metil] -Nl- ciano-Nl-metil etanimidamida
Número CAS	135410-20-7
Fórmula molecular	$C_{10}H_{11}C1N_4$
Peso molecular	222.68
Fórmula estrutural	Cl, N, CH_3—N, CH_3, CH_2, C, N—CN

3.2 ANIMAIS EXPERIMENTAIS

O presente estudo foi efectuado em ratos fêmeas saudáveis com seis semanas de idade. Os ratos foram adquiridos e alojados em gaiolas no Biotério, Faculdade de Ciências Veterinárias e Criação de Animais, (Indira Gandhi Krishi

Vishwavidyalaya) Anjora, Durg, C. G. Os ratos receberam ração e água padrão *ad libitum*.

3.3 ESTUDO DE TOXICIDADE AGUDA

O estudo da toxicidade aguda do acetamipride em ratos wistar fêmeas foi determinado pelo método da dose letal aproximada, tal como descrito por Hayes (2001). Para o efeito, foram utilizados 5 ratos fêmeas saudáveis com seis semanas de idade e com um peso entre 65-90g. Todos os ratos foram submetidos a jejum durante a noite antes da administração da dose. Inicialmente, foram administradas doses arbitrárias diferentes (100, 150, 225, 338 e 506 mg/kg de peso corporal de acetamipride em solução salina normal) a um único rato até se obter a dose letal mais baixa. Os ratos foram mantidos sob observação constante para detetar manifestações agudas de toxicidade do acetamipride.

3.3.1 ALTERAÇÕES PATOLÓGICAS

Os ratos mortos durante o estudo de toxicidade aguda foram examinados de forma crítica e minuciosa quanto ao aparecimento de lesões, caso existissem. As lesões presentes em diferentes órgãos dos ratos mortos foram registadas. As amostras de tecido foram recolhidas em solução salina formal a 10% para estudo histopatológico.

Para o exame histopatológico, foram utilizados os procedimentos de rotina adoptados no Departamento de Patologia Veterinária, Faculdade de Ciências Veterinárias e Criação de Animais, Anjora, Durg. As secções de tecido foram cortadas entre 3-5 11 e coradas com o método da hematoxilina e eosina (H&E), tal como descrito por Culling (1963).

3.4 ESTUDO DE TOXICIDADE SUBAGUDA

3.4.1 CONCEPÇÃO EXPERIMENTAL

Foi efectuado um estudo preliminar para determinar a dose de acetamipride em ratos wistar fêmeas para um estudo de toxicidade subaguda. Cada uma das doses de 15, 20, 25, 30, 60, 100, 120, 180, 200, 240 e 300mg/kg de peso corporal foi administrada por via oral a 2 ratos diariamente durante 28 dias. Um rato foi mantido como controlo para cada uma das doses, tendo-lhe sido administrada apenas solução salina normal. A dose de 200mg/kg de peso corporal produziu sintomas de toxicidade, mas sem mortalidade, pelo que foi selecionada como dose elevada, ou seja, dose tóxica. A dose de 25 mg/kg de peso corporal não produziu qualquer toxicidade observável e foi selecionada como dose baixa, ou seja, dose não tóxica, e a dose média foi de 100 mg/kg de peso corporal.

Os ratos foram aclimatados por um período de uma semana antes do início da dose oral de acetamipride. Para o efeito, setenta e dois ratos wistar fêmeas foram divididos aleatoriamente em quatro grupos (Gr I, Gr II, Gr III e Gr IV), cada um com 18 ratos. A dose letal aproximada de acetamipride (506 mg/kg) foi tida em consideração para o cálculo dos diferentes grupos de dose. Aos ratos do Gr II, Gr III e Gr IV foi administrado acetamipride, suspenso em solução salina normal, à razão de $1/20^{th}$ de ALD (25 mg/kg), $1/5^{th}$ de ALD (100 mg/kg) e $1/\ 2{,}5^{th}$ de ALD (200 mg/kg), respetivamente. O desenho da experiência está resumido na Tabela 1.

Quadro 1. Conceção da experiência de toxicidade subaguda do acetamipride em ratos wistar fêmeas.

Grupos	N.º de animais	Dose de acetamipride	Dias de observação
Gr. I	18	Nulo	28
Gr. II	18	25 mg/kg	28
Gr.III	18	100 mg/kg	28
Gr.IV	18	200 mg/kg	28

O acetamipride em solução salina normal foi administrado diretamente no estômago utilizando uma sonda gástrica ligada a uma seringa de tuberculina de 1 ml. O peso corporal do rato foi registado antes da administração do acetamipride. A administração oral diária foi continuada durante 28 dias.

Todos os ratos foram mantidos em gaiolas bem geridas e tiveram acesso livre a ração e água padrão *ad libitum*.

3.4.2 SINAIS CLÍNICOS

Todos os ratos foram observados diariamente para detetar quaisquer sintomas de toxicidade durante todo o período da experiência.

3.4.3 AUMENTO DO PESO CORPORAL

Os pesos corporais individuais dos ratos de todos os grupos foram registados antes do início da experiência e, posteriormente, os pesos foram medidos a intervalos semanais durante todo o período de estudo.

3.4.4 PESO DOS ÓRGÃOS

Os ratos foram sacrificados no dia 28 e os pesos do coração, pulmões, fígado, rins, cérebro, baço e ovário foram tomados para o cálculo do fator de peso dos órgãos. O fator de peso dos órgãos foi calculado para conhecer o efeito do acetamipride no crescimento global e no crescimento de vários órgãos de ratos wistar fêmeas. O fator de peso dos órgãos foi calculado dividindo o peso dos órgãos pelo peso corporal (g) e o resultado foi multiplicado por 1000.

$$\text{Organ Weight Factor} = \frac{\text{Organ weight}}{\text{Whole body weight}} \times 1000$$

3.4.5 ESTUDOS HEMATOLÓGICOS

No final da experiência, no dia 28, foram colhidas amostras de sangue antes do abate final dos ratos para a estimativa dos parâmetros hematológicos.

O sangue foi colhido pelo método de sangria retro-orbital (Talwar, 1983). A heparina (sal de sódio) foi utilizada como anticoagulante (10 UI/ml). Os ratos foram mantidos num exsicador e anestesiados com algodão absorvente embebido em éter dietílico. Os ratos foram mantidos contra uma grelha de arame sob a mão esquerda, utilizando o polegar e o indicador para segurar o couro cabeludo do pescoço. Com a ajuda da mão direita, introduziu-se corretamente no canto interno do olho um tubo capilar de hematócrito limpo e fino. O tubo capilar foi deslizado sob o globo ocular em ângulos de 45^0 e sobre a cavidade óssea para romper os frágeis capilares venosos do plexo venoso oftálmico. A ponta do tubo capilar foi ligeiramente retraída e o sangue foi recolhido da outra extremidade do tubo capilar para um frasco de vidro fresco heparinizado e esterilizado. Para obter um fluxo suave do sangue e evitar a coagulação, o tubo capilar foi rodado ligeiramente durante a sangria. Após a recolha do volume desejado, o tubo capilar foi retirado libertando simultaneamente a pressão com o indicador e o polegar. As gotas de sangue residuais à volta do globo ocular foram limpas com algodão seco.

Os estudos hematológicos foram efectuados no dia da colheita de sangue. O teor de hemoglobina (Hb) do sangue foi estimado pelo hemoglobinómetro de Sahli (Coles, 1986). O volume celular total (PCV) foi estimado pelo método do microhematócrito (Coles, 1986). A contagem total de eritrócitos (TEC) e a contagem total de leucócitos (TLC) foram calculadas de acordo com o método descrito por Jain (1986), utilizando a solução de Gower (s d fine-chem. limited, Mumbai - 400030) e o líquido de diluição W.B.C. (Merck Limited, Mumbai-400018), respetivamente. A contagem diferencial de leucócitos foi determinada de acordo com o método descrito por Jain (1986), com ligeiras modificações.

3.4.6 ESTUDOS BIOQUÍMICOS

On day 28 blood samples were collected and plasma was separated for the estimation of alanine aminotransferase (ALT), aspartate aminotransferase (AST), alkaline phosphatase (ALP), acid phosphatase (ACP), creatinine, total protein, albumina, globulina, glicose, azoto ureico no sangue (BUN), colesterol, triglicéridos, colesterol HDL, colesterol LDL, VLDL, cálcio (Ca), fósforo (P), sódio plasmático (Na), potássio plasmático (K), cloreto plasmático (Cl) e microelementos.

3.4.6.1 Alanina aminotransferase (ALT)

O nível de alanina aminotransferase ou de piruvato transaminase plasmática no sangue foi medido utilizando um kit (Bayer Diagnostics India Ltd.) num auto-analisador ERBA Chem-5 (Transasia, Itália), tal como descrito na literatura fornecida pelo fabricante. A alanina aminotransferase (PGPT) catalisa a transferência do grupo amino entre a L-alanina e o alfa-cetoglutarato para formar piruvato e glutamato. O piruvato formado reage com NADH na presença de

Lactato Desidrogenase para formar NAD. A taxa de oxidação do NADH em NAD é medida como uma diminuição da absorvância, que é proporcional à atividade da ALT (PGPT) na amostra. O nível de PGPT foi expresso em U/L.

L-Alanine + Alpha ketoglutarate $\xrightarrow{\text{GPT}}$ Pyruvate + Glutamate

Pyruvate + NADH + H^+ $\xrightarrow{\text{LDH}}$ Lactate + NAD^+

3.4.6.2 Aspartato aminotransferase (AST)

O nível de aspartato aminotransferase ou de transaminase glutâmico-oxaloacética plasmática (PGOT) no sangue foi medido utilizando o kit (Bayer Diagnostics India Ltd.) no auto-analisador ERBA Chem-5 (Transasia, Itália) pelo método cinético de UV (IFCC), tal como descrito pelo fabricante do kit. A aspartato aminotransferase (PGOT) catalisa a transferência do grupo amino entre o L-Aspartato e o alfa-cetoglutarato para formar oxaloacetato e glutamato. O oxaloacetato formado reage com o NADH na presença da malato desidrogenase (MDH) para formar NAD. A taxa de oxidação do NADH em NAD é medida como uma diminuição da absorvância que é proporcional à atividade da AST (PGOT) na amostra. O nível de AST foi expresso em U/L.

L-Aspartate + Alpha-Ketoglutarate $\xrightarrow{\text{SGOT}}$ Oxaloacetate + L-Glutamate

Oxaloacetate + NADH + H^+ $\xrightarrow{\text{MDH}}$ L-Malate + NAD^+

3.4.6.3 Fosfatase alcalina

O nível de fosfatase alcalina (ALP) no sangue foi medido utilizando um kit (Bayer Diagnostics India Ltd.) no auto-analisador ERBA Chem-5 (Transasia, Itália) pelo método PNPP modificado, tal como descrito pelo fabricante. A fosfatase alcalina hidrolisa o p-nitrofenil fosfato (PNPP) em p-nitrofenol e fosfato. No pH alcalino do meio tamponado, o p-Nitrofenol é amarelo. A cor desenvolvida pela hidrólise é medida a 405 nm e é proporcional à atividade da fosfatase alcalina. O nível de ALP foi expresso em U/L p-Nitrophenyle phosphate + H_2O ⟶ p-Nitrophenol + Phosphate.

3.4.6.4 Fosfatase ácida

O nível de fosfatase ácida no sangue foi medido utilizando o Kit (Teco Diagnostics, Anahei, CA 92807 U.S.A.) do Core System no auto-analisador Photometer ERBA Chem-5 (Transasia, Itália), tal como descrito na literatura fornecida pelo fabricante. A sequência enzimática utilizada no ensaio da fosfatase ácida é a seguinte

α-Naphthyl phosphate + H_2O ⟶ α-Naphthol + Inorganic phosphate

α-Naphthol + Fast Red L-Tartrate reagent ⟶ Diazo dye (chromophore)

O α-naftol libertado do substrato α-naftilfosfato pela fosfatase ácida é acoplado ao reagente L-tartarato para produzir um complexo colorido. A reação é quantificada por fotómetro, uma vez que a reação de acoplamento é instantânea. A fosfatase ácida foi expressa em U/L.

3.4.6.5 Creatinina plasmática

O nível de creatinina no sangue foi medido utilizando um kit (Bayer Diagnostics India Ltd.) no auto-analisador ERBA Chem-5 (Transasia, Itália) pelo método do picrato descrito na literatura fornecida pelo fabricante. Num meio alcalino, o picrato reage com a creatinina, formando um composto vermelho-alaranjado com o picrato alcalino. Intensidade da cor formada durante a reação

Creatinine + Alkaline Picrate ⟶ Red-orange compound

O tempo fixo é diretamente proporcional à quantidade de creatinina presente na amostra. O nível de creatinina foi expresso em mg%.

3.4.6.6 Glicose no sangue

O nível de glicose no sangue foi estimado por um kit de glicose padrão (Bayer Diagnostics India Ltd.) num espetrofotómetro (AE-11M, ERMA Inc, Tóquio, Japão) pelo método GOD / POD, tal como descrito na literatura fornecida pelo fabricante. A glucose é oxidada a glucónico e peróxido de hidrogénio na presença de glucose oxidase. O peróxido de hidrogénio reage ainda com o cromogénio 4-

aminoantipirina e o composto fenólico através da ação catalítica da peroxidase, formando um complexo corante de quinoneimina de cor vermelha. A intensidade da cor formada é diretamente proporcional à quantidade de glucose presente na amostra. O nível de glucose foi expresso em mg/dl.

$$\text{Glucose} + O_2 \xrightarrow{\text{GOD}} \text{Gluconic acid} + H_2O_2$$

$$H_2O_2 + 4\ \text{Aminoantipyrine} + \text{Phenolic compd} \xrightarrow{\text{POD}} \text{Red Quinone dye} + H_2O$$

3.4.6.7 Proteína total do plasma

O nível total de proteínas no plasma foi estimado por um kit padrão (Bayer Diagnostics India Ltd., Gujarat) num espetrofotómetro (AE-11M, ERMA Inc, Tóquio, Japão) pelo método de Biureto, tal como descrito na literatura fornecida pelo fabricante. As ligações peptídicas nas proteínas formam um complexo de cor azul-violeta com iões cúpricos num meio alcalino. A intensidade da cor é proporcional ao número de ligações peptídicas e a cor é medida a um comprimento de onda de luz de 540. A proteína total foi expressa em g/dl.

3.4.6.8 Albumina total no plasma

O nível de albumina total no sangue foi estimado por um kit padrão (Bayer Diagnostics India Ltd., Gujarat) num espetrofotómetro (AE-11M, ERMA Inc, Tóquio, Japão) pelo método BCG, tal como descrito na literatura fornecida pelo fabricante. A albumina presente no plasma liga-se ao corante aniónico verde de bromocresol num meio tamponado, formando um complexo de cor verde proporcional. A intensidade da cor formada é diretamente proporcional à quantidade de albumina presente na amostra. A albumina total foi expressa em g/dl.

3.4.6.9 Globulina total no plasma

A globulina plasmática total foi calculada subtraindo a albumina total (g/dl) da proteína plasmática total (g/dl). Foi expressa em g/dl de plasma.

3.4.6.10 Rácio albumina-globulina

O rácio albumina-globulina foi medido dividindo o valor da albumina pelo valor da globulina.

3.4.6.11 Azoto ureico no sangue

O nível de azoto ureico no plasma foi estimado por um kit normalizado (Bayer Diagnostics India Ltd., Gujarat) num espetrofotómetro UV (4606, Safas, Mónaco) pelo método UV, tal como descrito na literatura fornecida pelo fabricante. A ureia é hidrolisada na presença de água e urease para produzir amoníaco e dióxido de carbono. O amoníaco produzido combina-se com o a-cetogluterato e o NADH na presença de glutamato desidrogenase para produzir glutamato e NAD. A quantidade de azoto ureico pode ser calculada através da determinação da diminuição da absorvância por minuto em relação ao padrão de azoto ureico a 340 nm. Foi expressa em mg/dl.

3.4.6.12 Triglicéridos

O nível de triglicéridos no sangue foi estimado por um kit padrão (Bayer Diagnostics India Ltd., Gujarat) num espetrofotómetro (AE-11M, ERMA Inc, Tóquio, Japão) através de um método colorimétrico enzimático, tal como descrito na literatura fornecida pelo fabricante. Os triglicéridos presentes na amostra dividem-se em glicerol e ácido gordo na presença de lipase lipoproteica. O glicerol produzido na reação forma glicerol-3-fosfato com a ajuda da glicerol quinase. O glicerol-3-fosfato é oxidado pela glicerol-3-fosfato oxidase e produz fosfato de desidroxiacetona, bem como peróxido de hidrogénio. Este peróxido de hidrogénio reage com a 4-aminoantipirina na presença da enzima peroxidase para formar uma quinona vermelha, um complexo de cor púrpura. A intensidade do complexo de cor púrpura formado durante a reação é diretamente proporcional à concentração de triglicéridos na amostra. Foi expressa em mg/dl de plasma.

$$\text{Triglyceride} + H_2O \xrightarrow{\text{Lipoprotein lipase}} \text{Glycerol} + \text{Fatty acid}$$

$$\text{Glycerol} + \text{ATP} \xrightarrow{\text{Glycerol kinase}} \text{Glycerol-3-phosphate} + \text{ADP}$$

$$\text{Glycerol-3-phosphate} + O_2 \xrightarrow{\text{GPO}} \text{Dehydroxyacetone Phosphate} + H_2O_2$$

$$2H_2O_2 + \text{4-Aminoantipyrine} + \text{ADPS} \xrightarrow{\text{Peroxidase}} \text{Red quinone} + 4H_2O$$

GPO = Glicerol-3-Fosfato Oxidase

ADPS = N-etil-N-sulfopropil-n-anisidina

3.4.6.13 *Colesterol*

O nível de colesterol no plasma foi estimado por um kit (Bayer Diagnostics India Ltd., Gujarat) num espetrofotómetro (AE-11M, ERMA Inc, Tóquio, Japão) através de um método enzimático, tal como descrito na literatura fornecida pelo fabricante. O colesterol permanece no sangue sob a forma de éster de colesterol. O éster de colesterol forma colesterol e ácido gordo na presença da enzima colesterol esterase. O colesterol é agora oxidado pela colesterol oxidase em colestenona e o peróxido de hidrogénio é produzido por esta reação. O peróxido de hidrogénio produzido reage com a 4-aminoantipirina para formar a quinona vermelha. A concentração de colesterol na amostra é diretamente proporcional à intensidade do complexo vermelho. Foi expressa em mg%.

$$\text{Cholesterol Ester} + H_2O \xrightarrow{\text{Cholesterol Esterase}} \text{Cholesterol} + \text{Fatty Acid}$$

$$\text{Cholesterol} + O_2 \xrightarrow{\text{Cholesterol Oxidase}} \text{Cholestenone} + H_2O_2$$

$$2H_2O_2 + \text{Phenol} + \text{4-Aminoantipyrine} \xrightarrow{\text{Peroxidase}} \text{Red quinone} + 4\text{-}H_2O$$

3.4.6.14 Colesterol HDL

O nível de colesterol HDL no plasma foi estimado por um kit (Bayer Diagnostics India Ltd., Gujarat) num espetrofotómetro (AE-11M, ERMA Inc, Tóquio, Japão) pelo método do fosfotungstato, tal como descrito na literatura fornecida pelo fabricante. As fracções de quilomícrons, VLDL (lipoproteínas de densidade muito baixa) e LDL no plasma ou no soro são separadas das HDL por precipitação com ácido fosfotúngstico e cloreto de magnésio. Após centrifugação, o colesterol na fração HDL, que permanece no sobrenadante, é testado com o método enzimático do colesterol, utilizando colesterol esterase, colesterol oxidase, peroxidase e o cromogénio 4-aminoantipirina com fenol. O colesterol HDL foi expresso em mg/dl.

3.4.6.15 Colesterol LDL

O nível de colesterol LDL no plasma foi medido utilizando a equação de Friedewald:

$$\text{LDL-Cholesterol} = \text{Total Chol} - \frac{\text{Triglycerides}}{5} - \text{HDL Chol}$$

O colesterol LDL foi expresso em mg/dl.

3.4.6.16 VLDL

O nível de VLDL no plasma foi medido utilizando a fórmula

$$\text{VLDL} = \frac{\text{Triglycerides}}{5}$$

O nível de VLDL foi expresso em mg/dl.

3.4.6.17Cálcio plasmático

O nível de cálcio no plasma foi estimado por um kit (Bayer Diagnostics India Ltd., Gujarat.) num espetrofotómetro (AE-11M, ERMA Inc, Tóquio, Japão) pelo método da complexona de cresolftaleína, tal como descrito na literatura fornecida pelo fabricante. O cálcio, em meio alcalino, reage com a o-Cresolftaleína complexona para formar um cromóforo intenso. A absorvância é medida no espetrofotómetro. O magnésio e o ferro são excluídos da reação através da complexação com 8-hidroxiquinolina. O Ca foi expresso em mg/dl.

3.4.6.18 Fósforo de plasma

O nível de fósforo no sangue foi medido em termos de medição do nível de fósforo inorgânico. O nível de fósforo inorgânico no plasma foi estimado por um kit (Bayer Diagnostics India Ltd., Gujarat) num espetrofotómetro UV (4606, Safas, Mónaco) pelo método do ponto final UV, tal como descrito na literatura fornecida pelo fabricante. O fósforo inorgânico reage com o molibdato de amónio em meio ácido e forma um complexo fosfomolibdato, que é diretamente proporcional à quantidade de fósforo inorgânico presente na amostra. Foi expresso em mg%.

3.4.6.19 *Sódio plasmático*

O nível de sódio no plasma foi estimado por um kit (Span Diagnostics Ltd., Gujarat.) num espetrofotómetro (AE-11M, ERMA Inc, Tóquio, Japão) pelo método de Trinder, ensaio de ponto final (colorimétrico), tal como descrito na literatura fornecida pelo fabricante. O sódio e as proteínas são precipitados com acetatos de magnésio e de uranilo para formar acetato de uranilo e magnésio e sódio. Os precipitados são separados por centrifugação. O excesso de iões uranilo no sobrenadante reage com ferrocianeto de potássio, produzindo uma cor acastanhada em meio ácido. A absorvância da cor é medida e é inversamente proporcional à concentração de sódio na amostra. O valor é expresso em mmol/l.

3.4.6.20 *Potássio plasmático*

O nível de potássio no plasma foi estimado por um kit (Span Diagnostics Ltd., Gujarat.) num espetrofotómetro (AE-11M, ERMA Inc, Tóquio, Japão) pelo método do tetrafenilboro, ensaio de ponto final (turbidométrico), tal como descrito na literatura fornecida pelo fabricante. O potássio é medido por turbidometria. O potássio reage com o tetrafenilboro de sódio, dando origem a uma suspensão turva insolúvel. A extensão da turvação é medida e é proporcional à concentração de potássio na amostra. É expressa em mmol/l.

3.4.6.21 *Cloreto de plasma*

O nível de cloreto no plasma foi estimado por um kit (Lab-Care Diagnostics (India) pvt. Ltd.) num espetrofotómetro (AE-11M, ERMA Inc, Tóquio, Japão) pelo método do tiocianato de mercúrio (II), ensaio de ponto final, tal como descrito na literatura fornecida pelo fabricante. Os iões cloreto reagem com o tiocianato mercuroso para formar perclorato e tiocianato de mercúrio. O tiocianato forma um complexo vermelho com iões férricos na presença de ácido nítrico. Foi expresso em mmol/l.

3.4.6.22 Micro Elementos

O teor de microelementos (Zn, Cu, Fe, Co, Mo e Mn) no plasma foi determinado por um espetrofotómetro de absorção atómica (Electronics Corporation of India Ltd. AAS 4141). Um ml de plasma foi digerido por uma solução tri-ácida (ácido nítrico: ácido sulfúrico: ácido perclórico - 9: 2: 1) e o volume foi aumentado para 100 ml, adicionando água destilada à solução digerida. Na espetrofotometria de absorção atómica, uma solução contendo a substância a determinar é passada, sob condições cuidadosamente controladas, como um spray muito fino para o ar do queimador. Na chama, a solução evapora-se e a substância é primeiro convertida para o estado atómico em que os electrões da camada mais externa se encontram no estado de energia mais baixo, mais próximo do núcleo - estado fundamental. A energia térmica da chama excita estes electrões de modo a que sejam capazes de absorver um ou mais quanta de energia térmica e se movam para órbitas de maior energia, mais afastadas do núcleo. Os electrões nas órbitas de maior energia encontram-se num estado metaestável e são propensos a regressar a órbitas de menor energia, incluindo o estado fundamental. Ao fazê-lo, a energia anteriormente absorvida é libertada sob a forma de quanta de luz, cujos comprimentos de onda, dependentes dos níveis de energia que os electrões podem assumir, são caraterísticos da substância, dando assim origem ao espetro de emissão. Parte da luz é recolhida por um refletor e incide num detetor. Assim, a saída do detetor é diretamente proporcional à concentração da substância na chama. Esta foi expressa em ppm.

3.4.7 ESTUDOS IMUNOLÓGICOS

3.4.7.1 Avaliação da resposta imunitária humoral

A resposta imunitária humoral foi avaliada pelo teste de microhemaglutinação (HA), tal como descrito por Hudson e Hay (1989), com ligeiras modificações. O sangue vanoso das ovelhas foi colhido assepticamente da veia jugular do animal em igual volume de solução de Alsever. Foi mantido a 2-8^0 C durante uma semana para estabilização. Os glóbulos vermelhos de carneiro (SRBC) foram obtidos por centrifugação e lavagem com tampão fosfato salino três vezes a 2000 rpm durante 10 minutos. Por fim, foi ajustada uma suspensão de 5 por cento de hemácias com PBS.

Para a imunização, 1 ml de SRBC a 5% foi injetado intraperitonealmente em seis ratos de cada grupo no dia 16 da experiência. O sangue dos ratos injectados com SRBC foi colhido no dia 28th sem anticoagulante e o soro foi separado. O soro foi mantido num banho de água a 56^0 C durante 30 minutos para inativar a fração de complemento da amostra. As hemaglutininas produzidas em resposta a SRBC foram determinadas pelo teste micro HA. O teste foi efectuado em placas de microtitulação. Para o efeito, foi utilizada uma suspensão de 1% de SRBC em NSS como suspensão de trabalho. A placa foi cuidadosamente limpa e cada teste foi efectuado em duplicado, de acordo com o protocolo apresentado no apêndice I. O recíproco da diluição mais elevada de soro que provoca hemaglutinação completa foi considerado como título de HA da amostra de soro e expresso em valores log 2.

3.4.7.2 Avaliação da resposta imunitária mediada por células (CMI) Teste de sensibilidade cutânea de contacto ao dinitroflurobenzeno (DNFB)

A resposta imunitária mediada por células, com base na reação de hipersentividade de tipo retardado, foi medida pelo teste do dinitroflurobenzeno (Sigma Chemical Co. Ltd., EUA), tal como descrito por Phanuphak *et al.* (1974) e, mais tarde, ligeiramente modificado por Tamang *et al.* (1988). O teste DNFB para monitorizar a imunidade mediada por células foi efectuado no dia 25 após a sensibilização primária no dia 21.

Para este teste, foram selecionados aleatoriamente 6 ratos de cada grupo. Os aspectos dorsais das orelhas dos ratos selecionados foram limpos para a aplicação de DNFB. Todos os ratos selecionados de cada grupo foram sensibilizados com uma gota de DNFB a 2% em solução de acetona e azeitona 4:1 na orelha direita. A orelha esquerda foi mantida como respetivo controlo, no qual foi aplicado apenas o veículo, ou seja, a solução de acetona e azeitona (4:1). Quatro dias após a sensibilização primária, os ratos sensibilizados foram desafiados com 1% de DNFB em solução de azeite de acetona 4:1 no dia 25. A espessura da orelha foi medida com o micrómetro de engenharia às 0, 6, 12, 24 e 48 horas após o desafio.

3.4.8 ESTUDOS PATOLÓGICOS

Todos os ratos mortos durante o período experimental ou sacrificados no dia 28 foram examinados através da realização de um exame post mortem para detetar a presença de alterações patológicas graves e, em seguida, foram recolhidas amostras de tecido em formalina neutra tamponada a 10% para exame histopatológico.

Para o exame histopatológico, foram utilizados os procedimentos de rotina adoptados no Department of Veterinary Pathology, College of Veterinary Science and Animal Husbandry, Anjora, Durg. As secções de tecido foram cortadas entre 3-5 ii e coradas com o método da hematoxilina e eosina (H&E), tal como descrito por Culling (1963).

3.4.9 ANÁLISE ESTATÍSTICA

A análise estatística foi efectuada utilizando a análise de variância de Snedecor e Cochran (1968), com base no desenho aleatório completo (CRD) - fator único. Os valores médios entre o grupo de tratamento e o grupo de controlo foram testados quanto à diferença crítica (DC), caso existisse.

3.4.10 FOTOGRAFIA

A fotografia foi efectuada com a cyber shot DSC- P200 (Sony corp, Japão)

CAPÍTULO 4

RESULTADOS E DISCUSSÃO

4.1 EXPERIMENTO NO. I - ESTUDO DE TOXICIDADE AGUDA

4.1.1 Determinação da dose letal aproximada

A dose letal aproximada de acetamipride foi determinada em 506 mg/kg de peso corporal em ratos wistar fêmeas.

4.1.2 Sinais e sintomas tóxicos

Os ratos que receberam 100 mg/kg de peso corporal de acetamipride mostraram uma salivação ligeira e um estalido na boca. Os ratos que receberam acetamipride @ 150 mg/kg de peso corporal apresentaram sintomas de diminuição da atividade motora, batimento da boca e depressão. Os ratos aos quais foi administrado acetamipride @ 225 mg/kg de peso corporal apresentaram uma atividade motora deprimida, exoftalmia, descaimento e sedação. Os ratos que receberam acetamipride por via oral a 338 mg/kg de peso corporal apresentaram o sintoma 12 minutos após a administração. Os ratos apresentaram diminuição da atividade motora, ptose e tremores ligeiros.

Os ratos aos quais foi administrado acetamipride a 506 mg/kg de peso corporal mostraram depressão dentro de 20-25 minutos após a dose. O acetamipride produziu sintomas tóxicos, que surgiram 20-25 minutos após a sua administração. Os sintomas grosseiros observáveis foram depressão, dificuldade em respirar, dificuldade respiratória, respiração com a boca aberta, exolpthalmus, tremores, etc. Alguns ratos apresentaram tremores, coloração nasal vermelha, coordenação motora, pernas traseiras estendidas (Fig. 1), cianose das patas e pernas e convulsão seguida de morte. Foram registados resultados semelhantes na toxicidade do imidaclopride em ratos (Premlata, 2001)

Os resultados da determinação ALD são apresentados no Quadro 2.

Tabela 2. Manifestação de toxicidade aguda do acetamipride (20% SP) em ratos wistar fêmeas.

S.N	Dose (mg/kg de peso corporal)	Sinais de toxicidade	Hora aproximada da morte (h)
1	100	Salivação ligeira e estalos na boca	-
2	150	Diminuição da atividade motora e bater com a boca	-
3	225	Exoftalmo e salivação	-
4	338	Diminuição da atividade motora, juntamente com salivação e ptose	-
5	506	Incoordenação, ptose, extensão das patas traseiras, tremores extensos, hiperestesia e convulsão clónica que conduz à morte.	2.5 - 4

4.1.3 Patologia da toxicidade aguda do acetamipride

4.1.3.1 Patologia macroscópica

As alterações macroscópicas observadas na necropsia dos ratos que sucumbiram devido à toxicidade aguda do acetamipride foram congestão na maioria dos órgãos, ou seja, fígado, coração, rim, baço e intestino. Foram registadas hemorragias graves nos pulmões (Fig. 2). Os relatórios sobre a toxicidade aguda do acetamipride em ratos são escassos na literatura disponível. A morte na toxicidade do acetamipride pode ter ocorrido devido a insuficiência respiratória. A insuficiência respiratória em ratos tratados com imidaclopride, que se comporta como a nicotina, pode dever-se tanto à paralisia central como ao bloqueio periférico dos músculos da respiração (Hardman *et al.,* 1996). Os resultados do presente estudo estão de acordo com os de Malpe *et al.* (1996) num estudo de toxicidade aguda da deltametrina em ratos. Estes autores registaram congestão em órgãos vitais como os pulmões, o fígado, o baço, os rins, o cérebro e o coração. Kumar *et al.* (2002) também observaram congestão no coração, fígado, intestino e estômago em estudos de toxicidade aguda do óleo de sementes de anona em ratos. Também referiram que os rins estavam moderadamente congestionados e que estava presente uma quantidade moderada de exsudado catarral no intestino. A vasodilatação era proeminente, especialmente nos vasos subcutâneos e entéricos, juntamente com manchas de áreas pálidas no baço.

4.1.3.2 Histopatologia

Fígado

No exame histopatológico, o fígado apresentou alterações gordurosas e necrose (Fig. 3). A degeneração granular e a vacuolização das células hepáticas foram observadas em ratos devido à toxicidade da deltametrina (Malpe *et al,* 1996). Foram observadas necrose focal e degeneração vacuolar nos hepatócitos periportais na intoxicação por malatião (Piramanayagam e Monohar, 2002). Kumar *et al.* (2002) também registaram alterações de gordura e necrose em estudos de toxicidade aguda do óleo de sementes de anona em ratos.

Pulmões

As alterações microscópicas nos pulmões revelaram congestão grave, hemorragias e edema (Fig. 4 e Fig. 5). Foram observadas observações semelhantes em ratos devido à toxicidade aguda da cipermetrina (Ragothaman, 1991) e da deltametrina (Malpe *et al.,* 1996). Tamang *et al.* (1991) observaram congestão grave, enfisema e descamação focal do revestimento das células epiteliais nos brônquios de cabras devido à toxicidade aguda da cipermetrina. Kumar *et al.* (2002) registaram alvéolos distendidos com paredes rompidas e atrofiadas, alvéolos congestionados e hemorrágicos com uma pequena quantidade de exsudados que provocaram alterações enfisematosas em estudos de toxicidade aguda do óleo de sementes de anona em ratos. As substâncias venenosas, quando inaladas e ingeridas acidentalmente, podem atingir os pulmões através da corrente sanguínea e causar danos no endotélio vascular, bem como nas células epiteliais alveolares (membranas alvéolo-capilares). Em resultado da lesão do endotélio vascular e do aumento da permeabilidade vascular, ocorre uma fuga excessiva de fluidos e proteínas plasmáticas, inicialmente para o interstício e, posteriormente, para os alvéolos (Harsh Mohan, 1998). Após a ingestão, o acetamipride pode ter causado danos no endotélio vascular dos pulmões, resultando num aumento da permeabilidade vascular que conduz a edema.

Cérebro

Foi detectada uma ligeira congestão no cérebro de ratos em caso de toxicidade aguda. Foram observadas congestão e hemorragias nas meninges e no cerebelo num estudo de toxicidade por dose oral única de α-cipermetrina em ratos (Manna *et al.*, 2004a). De acordo com Richerdson (1981), os compostos lipossolúveis podem dissolver-se no compartimento lipídico da membrana neuronal, alterando assim a sua morfologia e função.

Rins

No estudo de toxicidade aguda, os rins mostraram alterações degenerativas e necróticas nos túbulos contorcidos proximais e distais, juntamente com atrofia do tufo glomerular (Fig. 6). Foram observadas hemorragias na zona intertubular (Fig. 7). Havia também necrose no tufo glomerular. Garg *et al.* (1992) observaram degeneração tubular e alterações proliferativas nos glomérulos, bem como no interstício, nos seus estudos sobre a toxicose por fluvalinato e fenvalarato em ratos. Foram observadas congestão e necrose das células epiteliais tubulares na toxicidade aguda da cipermetrina em cabras (Tamang *et al,* 1991). Também foram registados resultados quase semelhantes na toxicidade aguda do fenvalarato em cabras (Mohamed e Adam, 1990), em vitelos búfalos (Tapase *et al,* 1994) e em vitelos machos cruzados intoxicados com cipermetrina (Patel, 1996). Kumar *et al.* (2002) registaram hemorragias acima da cápsula de Bowman e no espaço interlobular em estudos de toxicidade do óleo de sementes de anona em ratos. Piramanayagam e Monohar (2002) documentaram atrofia dos glomérulos, infiltração de células mononucleares no interstício, alterações vacuolares no tufo glomerular e degeneração do epitélio tubular e do molde epitelial. No entanto, no presente estudo não foi encontrado nenhum molde epitelial.

As observações do presente estudo sugerem que o composto tóxico (acetamipride) pode ter um efeito nefrotóxico. O irritante tóxico trazido para o rim através da circulação sanguínea exerce um efeito tóxico direto no epitélio tubular e pode causar anoxia como resultado de congestão e redução da circulação sanguínea. (Tamang, 1987). O efeito patológico significativo nos rins no presente estudo pode dever-se ao efeito tóxico direto do acrtamipride e ou ao resultado de anoxia devido a congestão.

Baço

Havia necrose e depleção de linfócitos nos corpúsculos de Malpighi. Havia também hiperplasia das células RE. A depleção de linfócitos nos corpúsculos de Malpighi com necrose focal de elementos celulares nas polpas vermelha e branca foi observada no baço de cabras devido à toxicidade da cipermetrina (Tamang *et al.,* 1991). A depleção acentuada de células linfóides e a subsequente necrose dos centros germinativos também foram observadas em ratos (Ragothaman, 1991) e em vitelos machos cruzados (Patel, 1996) devido à toxicose da cipermetrina. A hipertrofia dos corpúsculos de Malpighi e a hiperplasia das células ER foram observadas em ratos intoxicados com fenvalarato (Tapase *et al.,* 1994). Na toxicidade do óleo de sementes de anona em ratos, Kumar *et al.* (2002) registaram hemorragias em torno da polpa branca e uma grave depleção de linfócitos.

Coração

Foram observadas alterações degenerativas e necróticas graves, juntamente com hialinização do músculo cardíaco, no coração de ratos com toxicidade aguda (Fig. 8). Registou-se um alargamento dos espaços intersticiais e hemorragias sob o epicárdio (Fig. 9 e Fig. 10). Foram observadas congestão grave e hemorragias na toxicidade aguda da deltametrina em ratos (Malpe *et al,* 1996). Verificou-se uma ligeira congestão no miocárdio das cabras (Tamang *et al.,* 1991). Foram observados danos no miocárdio e congestão grave a hemorragias ligeiras na toxicidade do óleo de sementes de anona em ratos (Kumar *et al.*, 2002). As petéquias e a equimose são caraterísticas comuns observadas em vários envenenamentos químicos e na morte que ocorre devido a asfixia (Thomson, 1989 e Sastry, 1983).

Estômago

A nível celular, as alterações estavam confinadas apenas à mucosa. Necrose e descamação do epitélio foram as alterações encontradas no estômago dos ratos no estudo de toxicidade aguda (Fig. 11). As glândulas gástricas gravemente danificadas e a hiperemia e exsudação na mucosa foram registadas na toxicidade do óleo de sementes de anona em ratos (Kumar *et al.*, 2002). Loomis (1978) opinou que os agentes irritantes em concentração adequada podem causar um efeito necrosante direto na mucosa do trato gastrointestinal. Assim, é possível que o acetamipride, um inseticida irritante, possa ter causado necrose das células epiteliais de revestimento, levando à descamação da mucosa.

Ovário

Não foram encontradas alterações microscópicas no ovário da ratazana em caso de toxicidade aguda. Os relatórios sobre a histopatogenia do ovário são escassos na literatura disponível.

4.2 EXPERIÊNCIA N.º 2 - ESTUDO DE TOXICIDADE SUBAGUDA

As doses utilizadas no estudo preliminar para a toxicidade subaguda do acetamipride não revelaram sinais clínicos de toxicidade até 25 mg/ kg de peso corporal durante 28 dias. As doses de 30 e 60 mg/ kg de peso corporal de acetamipride produziram sinais clínicos de estalos na boca e salivação. Nas doses de 100, 120, 180, 200, 240 e 300 mg/ kg de peso corporal, foram observados sinais clínicos graves de incoordenação motora, salivação profusa e tremores na intoxicação por acetamipride. A dose máxima tolerável durante 28 dias em ratos wistar fêmeas foi de 200 mg/ kg de peso corporal. Doses de 240 e 300 mg/ kg de peso corporal causaram mortalidade em ratos wistar fêmeas nos dias 17th e 8th , respetivamente, após exposição oral ao acetamipride. Os efeitos da toxicidade de doses repetidas de acetamipride em ratos wistar fêmeas nos parâmetros clinico-hematológicos, parâmetros bioquímicos, imunidade humoral e mediada por células e alterações patológicas são os seguintes.

4.2.1 Sinais clínicos

Aparentemente, não se observaram sinais clínicos de toxicidade, exceto uma salivação muito ligeira (Fig. 12) nos ratos do grupo II (acetamipride @ 25 mg/kg de peso corporal). Nos ratos do grupo III (acetamipride @ 100 mg/kg de peso corporal), foram observados sinais de batimento da boca e salivação aquosa (Fig. 13). Também se observou uma diminuição geral da atividade motora nos ratos do grupo III. Salivação aquosa profusa (Fig. 14), depressão seguida de aumento da atividade motora (Fig. 15), depressão respiratória e tremores (Fig. 16) foram observados nos ratos do grupo IV (acetamipride @ 200 mg/ kg de peso corporal). Os ratos do grupo IV tornam-se hiperestésicos após 21 dias de dosagem.

Não se registou mortalidade em nenhum dos níveis de dose na toxicidade subaguda do acetamipride.

4.2.2 Peso corporal

Foram encontradas reduções significativas dependentes da dose ($P<0,05$) nos pesos corporais em todos os grupos de tratamento no dia 28 (Tabela 3 e Fig.17).

Os resultados do presente estudo sobre a diminuição do peso corporal em ratos wistar fêmeas após a exposição oral de acetamipride estão de acordo com Koller *et al.* (1976), que relataram uma diminuição do ganho de peso corporal em ratos expostos ao pesticida leptofos @ 0, 10, 100 e

500 ppm durante 12 semanas. O peso corporal diminuiu significativamente em ratos machos e fêmeas com a toxicidade do fenvalerato durante 2 anos (Parker *et al.,* 1983). No entanto, Varshneya *et al.* (1992) não encontraram qualquer efeito da cipermetrina em ratos no aumento do peso corporal.

No presente estudo, a diminuição do ganho de peso corporal em ratos tratados com insecticidas pode dever-se ao efeito do inseticida no trato gastrointestinal, que resulta numa diminuição do apetite e da absorção (Bhelonde e Ghosh, 2004). Outros trabalhadores explicaram a redução do ganho de peso corporal, que pode ser uma indicação da toxicidade direta ou da atividade stressogénica destes compostos (Gowda *et al,* 1983, 1984 e 1985). A redução do peso corporal pode também ser atribuída às propriedades anorécticas dos insecticidas.

4.2.3 PESOS DOS ÓRGÃOS

O efeito da exposição subaguda de acetamipride em diferentes doses no coração, fígado, rim, cérebro, baço, ovário e pulmões é apresentado no Quadro 4.

Verificou-se um aumento significativo ($P \leq 0,05$) nos pesos do fígado dos ratos dos grupos III e IV em comparação com o fígado dos ratos do grupo de controlo (grupo I). Os presentes resultados estão de acordo com os resultados de Krishnappa *et al.* (2001). Estes autores relataram um aumento do rácio do peso dos órgãos do fígado e dos rins em ratos wistar fêmeas que receberam lamda-cialotrina (@ 20000 ppm) durante um período de 90 dias. O aumento do peso relativo do fígado deveu-se provavelmente à hipertrofia funcional do retículo endoplasmático liso e ao aumento do complexo multienzimático de metabolização da droga, tal como sugerido por Zimmerman (1976).

Não foram registadas alterações significativas nos pesos do cérebro, coração e rins dos ratos em nenhum dos grupos de tratamento.

Verificou-se um aumento significativo ($P \leq 0,05$) no peso dos pulmões dos ratos pertencentes ao grupo IV em comparação com os ratos do grupo de controlo. Não se verificaram diferenças significativas no peso dos pulmões dos ratos dos grupos II e III em comparação com os pulmões dos ratos do grupo de controlo. O aumento do peso relativo dos pulmões pode ter ocorrido devido a hemorragia e congestão graves nos ratos tratados com acetamipride.

O peso do baço diminuiu significativamente ($P \leq 0,05$) apenas nos ratos do Grupo IV. A perda de peso no baço deste grupo pode, possivelmente, ser o efeito da toxicidade direta no órgão que leva a uma depopulação grave de linfócitos na bainha periarteriolar e também do corpúsculo de Malphigian. A diminuição do peso do baço foi registada na intoxicação por cipermetrina em ratos (Varshneya *et al.,* 1992).

Verificou-se uma diminuição significativa ($P \leq 0,05$) do peso relativo dos ovários nas ratas dos Grupos II e IV em comparação com as ratas do grupo de controlo. No entanto, os pesos dos ovários não foram afectados em ratos wistar fêmeas na intoxicação com cialotrina lamda em quaisquer níveis de dose (@ 500, 3000 e

20000 ppm) (Krishnappa *et al.*, 2001).

4.2.4 ESTUDOS HEMATOLÓGICOS

O efeito da toxicidade subaguda do acetamipride sobre os valores médios de TEC, Hb, PCV, MCV, MCH, MCHC e TLC, juntamente com as contagens relativas de neutrófilos, linfócitos, eosinófilos, monócitos e basófilos para cada grupo experimental, é apresentado na Tabela 5. A administração de acetamipride por via oral durante 28 dias causou uma redução significativa ($P \leq 0,05$) nos níveis de TEC (Fig. 18) dos ratos pertencentes aos grupos III e IV em comparação com os ratos de controlo (grupo I). Não houve diferenças significativas ($P \leq 0,05$) no PCV (Fig. 19), Hb (Fig. 20) e MCHC (Fig. 21) nos ratos do grupo III e do grupo IV em comparação com os ratos do grupo de controlo. Verificou-se que os valores médios de MCV (Fig. 22) e MCH (Fig. 23) eram significativamente ($P \leq 0,05$) mais elevados nos ratos do grupo III e do grupo IV em comparação com os ratos do grupo de controlo. Embora não tenha havido diferenças significativas nos valores médios de TEC, PCV, MCV e MCH nos ratos do grupo II, observou-se uma diminuição significativa na concentração de Hb e MCHC nos ratos do grupo II e TLC (Fig. 24) nos ratos do grupo IV, em comparação com os ratos do grupo de controlo. Verificou-se um aumento significativo ($P \leq 0,05$) dos valores médios da percentagem de neutrófilos (Fig. 25) nos ratos dos grupos II, III e IV em comparação com o grupo de controlo. No entanto, verificou-se uma diminuição significativa ($P \leq 0,05$) na contagem percentual de linfócitos (Fig. 26) nos ratos dos grupos II, III e IV em comparação com os ratos do grupo de controlo. Não houve diferenças significativas na percentagem de eosinófilos, monócitos e basófilos nos ratos administrados com acetamipride em comparação com o grupo de controlo.

No presente estudo, o acetamipride, suspenso em solução salina normal, provocou um aumento estatisticamente não significativo ($P \leq 0,05$) do nível de PCV, mas uma diminuição significativa dos glóbulos vermelhos e da hemoglobina, indicando assim que o inseticida poderia produzir anemia hipocrómica macrocítica se administrado por via oral durante 28 dias. Este estudo mostrou também que o acetamipride provocou uma diminuição significativa dos níveis de glóbulos brancos totais, em especial no grupo de dose elevada (grupo IV). Os exames hematológicos efectuados após 30 dias de exposição ao monocrotofos em ratos albinos revelaram uma diminuição da hemoglobina e dos glóbulos vermelhos, o que indica uma anemia induzida pelo pesticida (Mishra e Kuswah, 2007a). Foi sugerido que os compostos com anel benzénico ou outra estrutura anelar actuam como um hapteno que se combina com um constituinte proteico dos leucócitos para formar um antigénio para o qual o animal desenvolve anticorpos que são tóxicos para os leucócitos, causando lise ou aglutinação (Benjamin, 1978). O acetamipride é também um composto de estrutura anelar, pelo que pode ter causado leucocitopenia. O acetamipride pode também ter um efeito citotóxico direto sobre os leucócitos, tal como sugerido na toxicidade da gentamicina em cobaias (Gupta e Verma, 1998). Por conseguinte, a administração contínua deste inseticida aos animais pode comprometer a função principal dos fagócitos, que consiste em defender os animais contra os microrganismos invasores, ingerindo-os e destruindo-os, contribuindo assim para os processos inflamatórios celulares (Forman e Thomas, 1986; Hogg, 1987; Young, 1989; Paul, 1993 e Staub, 1994). É de notar que o acetamipride provocou uma diminuição significativa do nível de linfócitos em todos os grupos tratados, com um aumento significativo do nível de neutrófilos. A exposição contínua a este inseticida pode, portanto, conduzir a linfopenia, o que pode ter um efeito imunossupressor. A neutrofilia e a linfocitopenia observadas podem ter ocorrido devido ao efeito adverso do inseticida sobre o funcionamento normal da medula óssea, ao stress (Jain, 1986) e/ou a diversos factores responsáveis pelo equilíbrio normal dos leucócitos (Platt, 1979)

4.2.5 ESTUDOS BIOQUÍMICOS

4.2.5.1 Aspartato amino transferase

Verificou-se um aumento significativo do nível de AST plasmática dos ratos dos grupos III e IV em comparação com os ratos do grupo de controlo (Quadro 6 e Fig. 27). No entanto, no grupo II, o aumento do nível de AST plasmática não foi significativo ($P<0,05$) em comparação com os ratos do grupo de controlo.

O aumento significativo da atividade plasmática da AST nos ratos tratados com acetamipride sugere um aumento da explosão respiratória e um envolvimento mitocondrial, uma vez que a AST é principalmente uma enzima mitocondrial. As mitocôndrias desempenham um papel importante na manutenção da integridade e da função dos hepatócitos, que podem ser prejudicadas devido a um stress fisiológico excessivo (Hassanein, 2004). A atividade da AST é elevada na lesão hepática aguda e crónica (Tennant, 1997). A elevação da AST pode estar associada à necrose celular de muitos tecidos. A patologia que envolve o músculo esquelético ou cardíaco e/ou o parênquima hepático, permite a fuga de grandes quantidades desta enzima para o sangue (Kaneko, 1980). A elevação da AST produzida pelo acetamipride é uma indicação de danos generalizados nos tecidos.

4.2.5.2 Alanina amino transferase

O efeito da administração oral diária de acetamipride na alanina amino transferase plasmática dos ratos dos grupos experimentais é apresentado no quadro 6 e representado graficamente na Fig. 28.

Verificou-se um aumento significativo dependente da dose ($P \leq 0,05$) do nível plasmático da atividade ALT nos ratos tratados com acetamipride em comparação com os ratos do grupo de controlo.

A alanina amino transferase é uma enzima citoplasmática essencial presente no fígado e noutras células. É particularmente útil na medição da necrose hepática, especialmente em pequenos animais (Cornelius, 1989). A alanina amino transferase é utilizada como marcador de lesões hepato-celulares e, em geral, a ALT é considerada um indicador mais sensível de lesão das células hepáticas do que a AST (Cohn e Kaplan, 1971 e Oser, 1976). Embora não se saiba se a AST e a ALT têm alguma função no plasma, o seu nível elevado no sangue indica danos celulares e um aumento da permeabilidade das membranas (Ramazzotto e Carlin, 1978) e o seu metabolismo alterado (Dinman *et al.,* 1963). Uma vez que a ALT é uma das enzimas hepáticas específicas que podem ser testadas, o seu nível elevado no estudo pode indicar danos hepáticos causados pela administração oral de acetamipride. Embora seja difícil apontar os danos causados pelo acetamipride a qualquer órgão em particular, o aumento dos níveis de aminotransferases nos ratos pode ser atribuído a danos no fígado, uma vez que este é o principal órgão de biotransformação do acetamipride.

4.2.5.3 Fosfatase alcalina

Verificou-se um aumento significativo dependente da dose ($P \leq 0,05$) no nível plasmático da atividade da ALP nos ratos tratados com acetamipride em comparação com os ratos do grupo de controlo (Quadro 6 e Fig. 29).

A fosfatase alcalina, uma enzima da borda em escova com ésteres orgânicos de fosfatase, medeia o transporte membranar a um pH ótimo entre 9-10 (Gold Fisher *et al.,* 1964). São metaloenzimas de zinco compostas por duas subunidades idênticas dispostas em torno de um centro ativo. Sabe-se que está envolvida numa variedade de actividades, como a permeabilidade, o crescimento e a diferenciação celular (Lobel e Levy, 1968 e Shaffi *et al,* 1974). A elevação das actividades da ALP no plasma de ratos wistar fêmeas não está de acordo com as conclusões de Premlata (2001), que relatou um declínio da atividade da ALP em ratos após 28 dias de administração oral de imidaclopride. A libertação de ALP ocorre normalmente devido ao aumento da sua síntese provocado por uma variedade de condições hepáticas (Seetharam *et al.,* 1986). A ALP plasmática elevada pode ser devida a danos hepato-celulares agudos e à destruição de células epiteliais no trato gastrointestinal (Zimmerman e Henby, 1969). O aumento significativo dos níveis de ALP em ratos tratados com acetamipride sugere uma alteração na estrutura da membrana, uma vez que a ALP é uma enzima da membrana plasmática.

4.2.5.4 Fosfatase ácida

Verificou-se um aumento significativo ($P \leq 0,05$) na atividade da ACP dos ratos do grupo IV em comparação com os ratos do grupo de controlo (Quadro 6 e Fig. 30). Embora tenha havido um aumento dependente da dose na atividade da ACP nos ratos dos grupos experimentais, não foi encontrada uma diferença significativa entre os ratos dos grupos II e III em comparação com os ratos do grupo de controlo. Não foi encontrada qualquer diferença significativa na atividade ACP plasmática entre os ratos do grupo III e os ratos do grupo IV. O nível de aumento significativo da ACP está de acordo com as conclusões de Mishra e Kuswah (2007b). As fosfatases ácidas pertencem a uma classe de enzimas denominadas hidrolases e caracterizam-se pela sua capacidade de hidrolisar uma grande variedade de ésteres de fosfato orgânicos com a formação de um álcool e um ião fosfato (Guraya e Sindhu, 1975). A alteração da atividade enzimática deve-se ao efeito adverso dos xenobióticos na célula e nos seus organelos (Ram e Satyanesan, 1985). O aumento significativo dos níveis plasmáticos de ACP nos ratos tratados com acetamiprida indica um aumento da atividade lisossomal no fígado dos ratos, levando à fuga de enzimas em excesso para o plasma.

4.2.5.5 Glicose

O efeito do acetamipride no nível de glucose plasmática em ratos wistar fêmeas durante o estudo de toxicidade subaguda é apresentado no quadro 7 e representado graficamente na Fig. 31.

Verificou-se uma diminuição significativa ($P \leq 0,05$) do nível de glucose no plasma dos ratos do grupo IV em comparação com os ratos do grupo de controlo. Não foi encontrada uma diferença significativa na concentração plasmática de glucose entre os ratos dos grupos I, II e III. Também não se registou uma diferença significativa entre os ratos do grupo III e os ratos do grupo IV.

No presente estudo, foi observada hipoglicemia no dia 28th e verificou-se uma diminuição dependente da dose na concentração de glucose após 28 dias de administração oral de acetamipride. Os resultados do presente estudo mostraram que a diminuição do nível de glucose no sangue relacionada com a dose está de acordo com a observação de Premlata *et al.* (2006) em ratos tratados com imidaclopride. Estudos realizados em ratos indicaram que a tiroide pode ser sensível ao acetamipride. Em 1998, um relatório da US EPA indicou que o imidaclopride pode afetar a função da tiroide em animais, o que pode causar uma diminuição dos níveis de glucose no sangue (citado por Premlata *et al.,* 2006). Como o acetamipride e o imidaclopride são ambos insecticidas nitroguanidínicos e têm semelhanças estruturais, o acetamipride pode também afetar a função tiroideia. Também se registou hipoglicemia quando os pintos de carne foram alimentados com fenvalerato (20 ppm), monocrotofos (2 ppm) e endossulfão (2 ppm) durante 8 semanas (Garg *et al.*, 2004).

4.2.5.6 Proteína total, albumina, globulina e rácio albumina-globulina

O efeito da exposição subaguda de acetamipride em diferentes doses nas proteínas totais plasmáticas, albumina, globulina e rácio albumina-globulina de ratos wistar fêmeas é apresentado no quadro 7.

Verificou-se um aumento significativo ($P \leq 0,05$) dos níveis de proteínas totais plasmáticas nos ratos dos grupos III e IV no dia 28, mas não se verificou qualquer efeito significativo nas proteínas totais plasmáticas após 28 dias de exposição ao acetamipride nos ratos do grupo II, em comparação com os ratos do grupo de controlo (Fig. 32).

Verificou-se um aumento significativo do nível de albumina plasmática nos ratos dos grupos III e IV em comparação com os ratos do grupo de controlo (Fig. 33). Não se verificou um aumento significativo nos níveis de albumina plasmática dos ratos do grupo II em comparação com os ratos do grupo de controlo. Verificou-se uma albuminimia dependente da dose nos ratos administrados com acetamipride.

Embora não tenha havido diferenças significativas nos níveis de globulina plasmática, foi observada uma diminuição dependente da dose nos níveis de globulinas plasmáticas nos ratos dos grupos experimentais (Fig. 34).

O rácio de albumina globulina plasmática dos ratos do grupo IV foi significativamente ($P \leq 0,05$) superior ao dos ratos do grupo de controlo (Fig. 35). No entanto, não se verificaram aumentos significativos no rácio albumina-globulina dos ratos dos grupos II e III em comparação com os ratos do grupo de controlo.

O acetamipride provocou uma elevação significativa ($P \leq 0,05$) dos níveis de proteína total e albumina, com diminuição da globulina. O aumento das proteínas totais e da albumina pode dever-se à desidratação na sequência da recusa dos animais em beber água como resultado da administração oral de acetamipride suspenso em solução salina normal. A diminuição dos níveis de globulina indica que a competência imunitária dos animais será facilmente comprometida. De facto, a linfopenia acompanhada de níveis baixos de globulina pode levar à imunossupressão. Em caso de diminuição do nível de globulina, as doenças caracterizadas pela deficiência de imunoglobulina, como a agamaglobulinemia, as deficiências selectivas de IgM, IgA e IgG e a hipogamaglobulinemia transitória, podem levar a um baixo nível de globulina (Duncan *et al.,* 1994). O acetamipride pode ter propriedades imunossupressoras, para além de causar efeitos inflamatórios.

4.2.5.7 Creatinina

O efeito da exposição ao acetamipride após administração oral diária durante 28 dias a ratos wistar fêmeas na creatinina plasmática é apresentado no Quadro 7 e na Fig. 36. Verificou-se um aumento dos níveis de creatinina de uma forma dependente da dose nos ratos tratados com acetamipride, exceto nos ratos do grupo II, em comparação com os ratos do grupo de controlo (grupo I).

O aumento dos níveis de creatinina nos grupos tratados com acetamipride pode dever-se à possível nefrotoxicidade do acetamipride. Isto indica que o acetamipride provocou nefrotoxicidade. O aumento significativo do nível de creatinina no sangue pode estar correlacionado com danos renais ou necrose do músculo esquelético ou atrofia do músculo esquelético (Pennington, 1971). Isto também pode ser explicado pela nossa observação de que foram detectadas alterações necróticas graves nos rins. Esta constatação também está de acordo com Erdem *et al.* (2006). Um aumento significativo do nível de creatinina no sangue sugere evidências de um comprometimento acentuado da função renal (Oser, 1976).

4.2.5.8 Azoto ureico no sangue

O efeito do acetamipride no azoto ureico no sangue de ratos wistar fêmeas é apresentado no Quadro 7 e representado na Fig. 37. Não se verificou um aumento significativo do nível de azoto ureico no sangue apenas nos ratos do grupo IV.

O aumento do nível de azoto ureico no sangue indica que o acetamipride tem um efeito tóxico na filtração glomerular. Foi registado um aumento do nível de ureia no sangue na toxicidade subaguda do benfuracarbe em ratos wistar (Bhilegaonkar *et al.,* 1995) e em galinhas (Pande *et al.,* 1994) e no envenenamento por quninalfos em vitelos (Srivastava e Rampal, 1989), indicando disfunção renal nos animais afectados.

4.2.5.9 Perfil lipídico

Os valores médios dos níveis plasmáticos de triglicéridos, colesterol, HDL-colesterol, LDL-colesterol e VLDL para cada grupo experimental são apresentados no Quadro 8. Verificou-se um aumento não significativo dos valores médios de triglicéridos (Fig. 38), HDL-colesterol (Fig. 39) e VLDL nos ratos dos grupos II, III e IV, em comparação com os ratos do grupo de controlo. Verificou-se que o efeito da administração oral diária de acetamipride durante 28 dias sobre o colesterol (Fig. 40) e o colesterol LDL (Fig. 41) no grupo III não era significativamente superior ao dos ratos do grupo de controlo.

A diminuição significativa ($P \leq 0,05$) do colesterol nos ratos do grupo IV pode dever-se ao hipertiroidismo (Sastry, 1985). A hidroximetilglutaril (HMG-CoA) redutase é o principal ponto de controlo da síntese do colesterol. A HMG-CoA redutase hepática é inibida pela fosforilação da enzima. O sistema de proteínas cinase responsável pela fosforilação da HMG-CoA redutase é estimulado pelo AMPc intracelular (Edwards, 1991). Os níveis de AMPc intracelular hepático são controlados, em parte, pelos glucagões plasmáticos, que os diminuem. As condições que aumentam os glucagões (por exemplo, o jejum) diminuiriam a síntese de colesterol. No presente estudo, o acetamipride pode possivelmente afetar a ingestão de alimentos pelo animal e fazer com que este deixe de se alimentar. O aumento dos níveis de triglicéridos indica indiretamente uma diminuição do nível de insulina circulante ou uma diminuição do recetor de insulina e também lesões hepáticas nos ratos do grupo III. Devido ao efeito cumulativo da lesão parcial do fígado e da diminuição do nível de insulina ou do recetor de insulina, verificou-se um ligeiro aumento do colesterol nos ratos do grupo III em relação aos ratos do grupo de controlo. Os relatórios disponíveis sobre os níveis de colesterol plasmático em ratos tratados com acetamipride são escassos na literatura disponível. No entanto, Ayub Shah e Gupta (1997) observaram um aumento marginal dos níveis de colesterol sérico em ratos devido a doses baixas

(@ 24-54 mg/kg de peso corporal) de permetrina, mas a doses mais elevadas (@ 80-120 mg/kg de peso corporal) os níveis de colesterol sérico dos ratos diminuíram significativamente. Por outro lado, Hassan *et al.* (1988) observaram um aumento significativo dos níveis de colesterol em coelhos intoxicados com decametrina. Patel *et al.* (1998) também registaram um aumento significativo do colesterol sérico de vitelos machos cruzados intoxicados com cipermetrina. Não foram observadas alterações significativas nos níveis de colesterol em cabras intoxicadas com fenvalerato (Mondal *et al.*, 1992) e em ratos intoxicados com lamda-cialotrina (Krishnappa *et al.*, 2000).

4.25.10 Eletrólito

Os valores médios da concentração plasmática de cálcio, fósforo, sódio, potássio e cloreto para cada grupo experimental são apresentados no Quadro 9.

Os valores médios de cálcio (Fig. 42) foram significativamente ($P \leq 0,05$) superiores e inferiores nos ratos do grupo III e dos grupos II e IV, respetivamente, em comparação com os ratos do grupo de controlo. Não houve diferença significativa na concentração de fósforo plasmático (Fig. 43) dos grupos administrados com acetamipride em comparação com o grupo de controlo, mas foi observado um aumento significativo ($P \leq 0,05$) de sódio (Fig. 44), potássio (Fig. 45) e cloreto (Fig. 46) nos ratos do grupo IV em comparação com os ratos de controlo. Também se verificou um aumento significativo ($P \leq 0,05$) da concentração plasmática de sódio nos ratos do grupo III e da concentração de cloreto nos ratos do grupo II, em comparação com os ratos do grupo de controlo. Foi detectada hipercloremia nos ratos do grupo III em comparação com os ratos do grupo de controlo.

Os efeitos do acetamipride no pâncreas e nos rins também podem ser responsáveis pela hipocalcemia (Brar *et al.*, 2002). A razão para o nível elevado de Ca no rato do grupo III não é bem compreendida. Pode dever-se a insuficiência renal ou a lesões osteoclásticas durante o estudo de toxicidade subaguda do acetamipride. Foi observado um aumento da concentração de cálcio sérico em ratos tratados com 31,80 mg/kg de fenvalerato (He *et al.*, 2006)

O aumento do nível de fósforo no plasma pode dever-se à desidratação grave (Sastry, 1985). A administração oral de acetamipride suspenso em solução salina normal pode ter causado a recusa dos animais em beber água, levando à desidratação.

O metabolismo do cálcio e do fosfato é marcadamente alterado durante a uremia e está envolvido no desenvolvimento do hiperparatiroidismo secundário renal em monogástricos (Kaneko *et al.,* 1999). Embora não se conheçam todos os pormenores, parece que, no decurso da insuficiência renal, ocorre uma hiperfosfatemia e uma hipocalcemia analiticamente imperceptíveis. A hiperfosfatemia observada nos ratos do grupo IV pode também ser devida a rabdomiólise. A hiperfosfatemia é devida a uma diminuição da taxa de filtração glomerular. A hipocalcemia pode ser um efeito físico-químico direto da hiperfosfatemia ou uma deficiência de formas activas de vitamina D ou ambas. A hipocalcemia estimula a libertação da hormona paratiroide, que aumenta o nível de cálcio no sangue.

O aumento da concentração de sódio está correlacionado com a perda de água, que é mais proeminente no grupo de dose elevada.

Devido à lesão renal, a excreção de amoníaco através da urina é dificultada, o que, por sua vez, causa uremia, conduzindo a um estado anóxico nos tecidos. A diminuição da pressão de oxigénio nos tecidos afecta a produção de ATP, que é necessária para a bomba Na-K-ATPase dependente de energia na membrana celular. Em consequência, o potássio sai da célula e o sódio entra na célula juntamente com a água, provocando uma degeneração hidrópica e, subsequentemente, uma rutura das células que resulta em hipernatremia e hipercalemia (Brar *et al.,* 2002).

Registou-se hipercloremia em todos os ratos tratados com acetamipride de uma forma dependente da dose. Isto pode dever-se à desidratação e à alcalose respiratória compensatória. A maior parte do cloreto no corpo vem do sal de mesa (cloreto de sódio) na dieta. O cloreto é absorvido pelo intestino durante a digestão dos alimentos. O excesso de cloreto é eliminado do corpo pela urina. Os níveis de cloreto no sangue geralmente sobem e descem junto com os níveis de sódio no sangue. A quantidade de cloreto no sangue é regulada indiretamente pela hormona aldosterona, que também regula a quantidade de sódio no sangue. As elevações do cloreto podem estar associadas à diarreia, a certas doenças renais e à hiperatividade da glândula paratiroide (Brar *et al.,* 2002).

4.2.5.11 Micro Elementos

Os valores médios da concentração plasmática de Zn, Cu, Fe, Co, Mo e Mn para cada grupo experimental são apresentados na Tabela 10. Verificou-se um aumento significativo ($P<0,05$) das concentrações plasmáticas de Zn (Fig. 47), Cu (Fig. 48), Fe (Fig. 49), Co (Fig. 50) e Mo (Fig. 51) nos ratos do grupo IV em comparação com os ratos do grupo de controlo. Também se registou um aumento significativo ($P\leq0,05$) da concentração plasmática de Cu e Co nos ratos do grupo II e do grupo III e de Fe nos ratos do grupo III. Não houve diferença significativa na concentração plasmática de Mn (Fig. 52) em nenhum dos ratos tratados com acetamipride em comparação com os ratos de controlo (grupo I). No entanto, só se verificou uma diminuição significativa ($P\leq0,05$) da concentração plasmática de Mo nos ratos do grupo III em comparação com os ratos do grupo de controlo.

O zinco tem um efeito estabilizador direto sobre a membrana celular e pode alterar a fluidez da membrana, afectando assim a ativação de iões, a atividade do citoesqueleto e a ativação de enzimas ligadas à membrana (Klimball *et al.,* 1995). A elevação do nível plasmático de Zn (Grupo IV) provocou anomalias na atividade da superóxido dismutase, alterações no perfil das lipoproteínas séricas e uma resposta imunitária deprimida (Fettman, 2001) através de uma resposta imunitária mediada por células diminuída à inoculação de células tumorais alogénicas e uma redução da reação de hipersensibilidade de tipo retardado ao DNFB (Frost *et al.,* 1981 e Fraker *et al.,* 1982). Do mesmo modo, a resposta imunitária humoral aos SRBC foi reduzida, predominantemente através da interferência com a proliferação e função das células T-helper, levando a uma redução do desenvolvimento das células B e dos plasmócitos (Fraker *et al.,* 1977; Luecke *et al.,* 1978 e Luecke e Fraker, 1979). Os danos generalizados nos tecidos e, subsequentemente, a alteração do nível de Zn foram igualmente associados a disfunções imunitárias no ser humano, incluindo respostas mitogénicas das células T prejudicadas e uma diminuição da atividade das células assassinas naturais (Pekarek *et al.,* 1979 e Allen *et al.,* 1981).

Foi encontrado um nível elevado de Cu no plasma em ratos tratados com acetamipride. O Cu absorvido liga-se primeiro às proteínas plasmáticas circulantes, como a albumina, e é subsequentemente armazenado em tecidos específicos em associação com proteínas de ligação ao Cu - cerebrocupreína para o cérebro, eritrocupreína para os eritrócitos e hepatocupreína para o fígado (NRC, 1980). Estas proteínas de armazenamento são predominantemente metalotioneínas e superóxido dismutases (Brewer, 1987). A ceruloplasmina é uma a2-macroglobulina produzida pelo fígado, que é responsável pela ligação de até 95% do Cu no plasma na maioria das espécies (Brewer, 1987). A interleucina-1 (IL-1), libertada durante distúrbios inflamatórios e, particularmente, durante infecções bacterianas ou endotoxemia, induz a síntese hepática de ceruloplasmina, levando à mobilização de Cu dos tecidos de armazenamento, incluindo o fígado e os rins, e à indução de hipercupremia (Pekarek *et al.,* 1972). Embora esta resposta possa aumentar as funções bactericidas das células fagocíticas relacionadas com os radicais livres de oxigénio, pode também aumentar os danos auto-oxidativos causados ao próprio hospedeiro. Alguns autores referiram que um nível mais elevado de cobre no soro é um indicador específico de danos no fígado (Deger *et al.,* 2004). Nos casos de cirrose, os níveis de cobre no soro eram mais elevados nos doentes do que nos controlos (Suzuki *et al.,* 1996 e Sogawa *et al.,* 1994). No presente estudo, o nível de cobre aumentou significativamente em todos os grupos tratados em comparação com os ratos de controlo do grupo I, indicando danos hepáticos graves em ratos fêmeas de todos os grupos tratados com acetamipride.

O cobre desempenha um papel importante no transporte de Fe através das membranas (Rosen *et al.,* 1995). A maior parte do Cu circulante no plasma está ligada à glicoproteína sérica ceruloplasmina. A ceruloplasmina tem atividade ferroxidase e pode ser necessária para transportar o Fe para a circulação. No presente estudo, o aumento do nível plasmático de Fe pode dever-se ao aumento do nível plasmático de ceruloplasmina, que aumenta diretamente o Fe na circulação através da atividade da ferroxidase.

A principal função da Co é como componente da vitamina B_{12} (cianocobalamina). Como componente vital da vitamina B biologicamente ativa$_{12}$, a Co é necessária para a função metabólica da eritropoese (como cofator para a síntese de purina e piramidina); metbolismo da histidina, metionina e colina (como cofator para transferências do grupo metilo); e conversão do ácido propiónico em succinil CoA (como cofator para a metilmanonil CoA isomerase) (Fettman, 2001). No presente estudo, o aumento do nível de Co em todos os grupos pode dever-se a uma sobrecarga de vitamina B12 no plasma. Na necrose das células hepáticas, observou-se um aumento dos valores séricos de vitamina B_{12} , presumivelmente devido à libertação das reservas hepáticas danificadas (McMurray e Gowenlock, 2002).

Verificou-se um aumento significativo ($P \leq 0,05$) dos níveis de molibdénio (Mo) plasmático nos ratos do grupo IV. As metaloenzimas que contêm molibdénio incluem a aldeído oxidase, a sulfureto oxidase e a xantina desidrogenase/ oxidase. A xantina oxidase é talvez o papel bioquímico mais importante do Mo. A xantina oxidase catalisa a conversão de purinas em ácido úrico para excreção e é responsável, em parte, pela geração de radicais livres de oxigénio nos tecidos durante a inflamação ou isquémia. A atividade excessiva da xantina oxidase causou danos nos tecidos, como também é evidente nos resultados histopatológicos do presente estudo. O aumento do nível de Mo nos ratos do grupo IV pode dever-se ao aumento do nível de xantina oxidase. A causa subjacente à diminuição do nível de molibdénio em ambos os grupos II e III não é devidamente compreendida. Poderá haver um aumento do nível de Cu no plasma, que tem um efeito inibitório sobre o Mo.

4.2.6 ESTUDO IMUNOLÓGICO

4.2.6.1 Resposta imunitária humoral

O estado da imunidade humoral dos ratos wistar fêmeas expostos à toxicidade subaguda do acetamipride foi avaliado por micro HA contra glóbulos vermelhos de carneiro (SRBC).

O log2 dos títulos de microHA dos ratos de todos os grupos contra SRBC é apresentado na Tabela 11 e representado na Fig. 53.

Tabela 11. Efeito da toxicidade subaguda do acetamipride na resposta imunitária humoral contra SRBC de ratos whister fêmeas no dia 28 (n=6)

Parâmetro	Grupos experimentais			
	Grupo I	Grupo II	Grupo III	Grupo IV
HA Título (valores log2)	5.43±0.12[a]	4,73±0,11[b] **	4,27±0,12[c] **	3,57±0,11[d] **

Os sobrescritos são lidos por linha para comparação da média. Os diferentes sobrescritos diferem significativamente ($P \leq 0{,}05$) (**$P \leq 0{,}01$).

O título de HA dos ratos de todos os grupos tratados com acetamipride diminuiu significativamente ($P \leq 0{,}05$) em comparação com o grupo de controlo (Fig. 55), juntamente com os níveis de declínio progressivo da globulina plasmática média. O nível de anticorpos séricos contra o antigénio é o índice convencional de imunidade humoral, que pode ser medido com precisão pelo título de HA (Gatne *et al.,* 2006). Foi evidente que o composto pode ter um efeito adverso na resposta de anticorpos contra SRBC quando exposto até 28 dias ao nível de dose empregue no presente estudo. Registou-se uma diminuição progressiva do título de HA com o aumento da dose de acetamipride, indicando um efeito adverso do acetamipride na imunidade humoral. O declínio no título de HA para SRBC no presente estudo pode ser devido ao efeito do acetamipride na inibição da degradação do antigénio pelo sistema reticuloendotelial (citado por Ghosh e Chauhan, 1991), inibição da síntese de imunoglobulina (Clifford e Rees, 1967 e La Farge e Frayssinet, 1970) ou devido ao aumento da digestão lisossomal da imunoglobulina (Thaxton *et al,* 1974). O declínio no título de HA para SRBC também pode ser devido à depleção de linfócitos T, porque os SRBC são antigénios dependentes do timo e requerem a cooperação de células T e B para a síntese de anticorpos (Toivanen *et al.,* 1972). Com base no presente estudo de toxicidade do acetamipride, é lógico esperar um aumento da suscetibilidade dos animais a várias infecções devido à diminuição da resposta imunitária humoral.

4.2.6.2 Resposta imunitária mediada por células (CMI)

Teste de sensibilização cutânea por contacto DNFB

A aplicação da dose de desafio de DNFB causou eritema, edema, vesiculação e crostas (Fig. 56, Fig. 57, Fig. 58 e Fig. 59). Estas alterações foram mais pronunciadas no grupo de controlo dos ratos do que nos ratos tratados com acetamipride. O incremento médio na espessura da orelha dos ratos em diferentes horas após o desafio é mostrado na tabela 12 e representado na Fig. 54. Verificou-se um aumento significativo da espessura da orelha dos ratos de controlo em comparação com os ratos tratados com acetamipride às 24 e 48 horas após o desafio. Este facto indica a depressão da imunidade celular devido ao tratamento com acetamipride.

A utilização generalizada de insecticidas do grupo dos neonicotinóides na agricultura e na prática veterinária exigiu a realização de estudos para investigar o seu potencial imunotóxico. O estado imunológico celular foi avaliado pelo teste de hipersensibilidade de tipo retardado (DTH) (Gatne *et al.,* 2006). A resposta de hipersensibilidade também diminuiu significativamente com o aumento da dose de acetamipride. A supressão da CMI em cordeiros foi observada devido ao carbofurão (Khurana *et al.,* 1998), ao fenvalerato (Khurana e Chauhan, 2000) e ao monocrotofos (Khurana e Chauhan, 2003). Este efeito adverso na imunidade pode ser prejudicial para os animais de rendimento, uma vez que estes são vacinados anualmente por rotina contra várias doenças. A exposição contínua ao acetamipride pode afetar negativamente o sistema imunitário, tornando-os susceptíveis a várias doenças que conduzem à mortalidade.

4.2.7 Patologia da toxicidade subaguda do acetamipride

4.2.7.1 Fígado

Patologia macroscópica

No grupo de controlo, não foram observadas lesões grosseiras no fígado na necropsia. Foram observadas hemorragias petequiais no fígado dos ratos do grupo III. O fígado dos ratos do grupo IV apresentou um ligeiro aumento e hemorragias petequiais. Os fígados dos ratos do grupo IV também eram de cor amarela pálida, friáveis e com bordos arredondados, indicando alterações gordas (Fig. 60). Os relatórios sobre a histopatologia da toxicidade do acetamipride em ratos são escassos na literatura disponível. No entanto, Piramanayagam e Manohar (2002) referiram a presença de manchas no fígado em alterações grosseiras induzidas pela toxicidade do malatião em ratos. Bhelonde (2001) documentou um aumento do fígado em ratos (@ 5,916 mg/kg de peso corporal) na toxicidade da fenepropatrina.

Histopatologia

A gravidade das alterações no fígado foi dependente da dose. Foram observadas alterações degenerativas ligeiras no fígado dos ratos do grupo II. Também foram observadas alterações ligeiras de gordura e aumento da eosinofilia ao microscópio no fígado dos ratos do grupo II (Fig. 61 e Fig. 62). Nos ratos do grupo III, o fígado mostrou um aumento da granularidade do citoplasma. Registaram-se alterações gordurosas graves e necrose no fígado dos ratos do grupo III (Fig. 63 e Fig. 64). O fígado dos ratos do grupo IV mostrou alterações gordurosas graves nos hepatócitos em direção à periferia do fígado (Fig. 65). Foi também observado um aumento da eosinhofilia, indicando alterações degenerativas. Registaram-se necroses focais que levaram à lise dos hepatócitos (Fig. 66). Na intoxicação por cipermetrina, observou-se um aumento dos sinusóides, a degeneração dos cordões hepáticos e dos hepatócitos e a formação de vacúolos nos hepatócitos do fígado de ratos (Yavasoglu *et al.,* 2006). Kaushal *et al.* (2007) registaram congestão e alterações degenerativas granulares a vaculares ligeiras no fígado após a administração de NDEA em condições de baixo nível de proteínas na dieta de ratos albinos. Richerdson (1981) salientou que a anoxia pode causar degeneração vacuolar dos tecidos parenquimatosos. No presente estudo, a congestão e a redução da circulação sanguínea podem ter causado anóxia, que resultou na degeneração vacuolar dos hepatócitos.

A partir do tecido adiposo, os lípidos são libertados e transportados sob a forma de ácidos gordos livres. Os ácidos gordos livres entram na célula hepática e a maior parte deles são esterificados em triglicéridos para serem segregados pelo fígado. Os triglicéridos intercelulares devem ser complexados com moléculas de apoproteínas específicas chamadas "proteínas aceitadoras de lípidos" para formar lipoproteínas (Kumar *et al.*, 2006).

O acetamipride pode possivelmente ser uma hepatotoxina que altera as funções mitocondriais e microssomais. O aumento da síntese de ácidos gordos livres, a diminuição da utilização de triglicéridos, a diminuição da oxidação de ácidos gordos, o bloqueio da excreção de lipoproteínas e o aumento da lipólise aumentam a libertação e a absorção de ácidos gordos livres, conduzindo a um fígado gordo induzido pelo acetamipride.

4.2.7.2 Pulmões

Patologia macroscópica

Foram observadas hemorragias focais nos pulmões dos ratos do grupo II. Alguns ratos do grupo II apresentaram pneumonia. Foram observadas hemorragias equimóticas (Fig. 67) e uma consolidação grave dos pulmões durante o exame post mortem dos ratos do grupo III. Os ratos do grupo III também apresentaram pneumonia hemorrágica grave. Os pulmões dos ratos do grupo IV apresentavam atelectasia. Tamuli *et al.* (2005) registaram um grau ligeiro a grave de enfisema que cobria todo o órgão, com exceção de algumas áreas onde também observaram congestão e hemorragias moderadas em vitelos intoxicados com paraquato.

Histopatologia

Os efeitos do acetamipride nos pulmões de ratos wistar fêmeas foram dependentes da dose. Os pulmões dos ratos do grupo II apresentaram pneumonia intersticial (Fig. 68). Registou-se também hipertrofia dos alvéolos, congestão ligeira e espessamento dos septos alveolares. No grupo III, os brônquios de alguns ratos estavam cheios de células mononucleares e hemácias. Havia também enfisema e espessamento dos septos alveolares (Fig. 69). Também se observou um grau moderado de edema nos pulmões dos ratos do grupo III (Fig. 70). Registaram-se hemorragias e edemas graves nos pulmões dos ratos do grupo IV (Fig. 71). Também se registou um espessamento dos septos alveolares (Fig. 72).

Na literatura disponível, são escassos os relatórios sobre estudos histopatológicos dos pulmões de ratos fêmeas afectados pela toxicidade do acetamipride. No entanto, as lesões microscópicas dos pulmões na toxicidade do paraquato em vitelos revelaram um grau variável de enfisema, congestão moderada e hemorragias à volta dos vasos pulmonares e dos espaços intersticiais (Tamuli *et al.*, 2005). Também indicaram edema nos pulmões durante o exame histológico dos vitelos. Kaushal *et al.* (2007) relataram congestão grave, reacções intersticiais moderadas e pleurite ligeira nos pulmões em stress oxidativo induzido por NDEA em ratos albinos. Foram registadas hemorragias e septos interalveolares espessados com infiltração de células mononucleares nos pulmões após a administração oral diária de α-cipermetrina em ratos durante 30 dias (Manna *et al,* 2004b).

No presente estudo, as lesões pulmonares podem ser o resultado da oxidação redutora cíclica do acetamipride, que foi trazido através da circulação com a subsequente libertação de radicais superóxidos que levam à peroxidação lipídica nas células da parede alveolar. Foi observada congestão nos vasos sanguíneos. Os brônquios e bronquíolos estavam cheios de exsudados e hemácias, que se estendiam aos espaços intersticiais. Devido à infiltração, os septos interalveolares estavam espessados. As substâncias venenosas causam danos no endotélio vascular, bem como nas células epiteliais alveolares. Em resultado da lesão do endotélio vascular e do aumento da permeabilidade vascular, ocorre uma fuga excessiva de fluidos e proteínas plasmáticas, inicialmente para o interstício e, posteriormente, para os alvéolos (Harsh Mohan, 1998).

4.2.7.3 Rim

Patologia macroscópica

Em termos grosseiros, não foram encontradas alterações nos rins dos ratos dos grupos I e II. O alargamento dos rins foi encontrado nos ratos de ambos os grupos III e IV (Fig. 73). No entanto, Tamuli *et al.* (2005) não observaram lesões grosseiras nos rins dos vitelos, exceto a gelatinização perirrenal da gordura durante a intoxicação por paraquato.

Histopatologia

Observou-se um grau moderado de alterações degenerativas e necróticas nos túbulos contorcidos proximais e distais nos ratos do grupo II (Fig. 74). Nos ratos do grupo III, registaram-se congestão e hemorragias nos rins (Fig. 75). Foram observadas alterações degenerativas e necróticas moderadas nos ratos do grupo III (Fig. 76). Os ratos do grupo IV revelaram alterações degenerativas e necróticas na PCT e na DCT do rim (Fig. 77). Nalgumas áreas do rim, as células tubulares sofreram uma lise completa, deixando uma estrutura reticular (Fig. 78).

Não foram detectadas lesões histopatológicas, exceto uma ligeira congestão, nos rins de ratos administrados com imidaclopride a 20mg/kg (Premlata, 2001). A degeneração das células epiteliais do TCP renal foi detectada na toxicidade do Cotoran (fluometurão) em ovelhas do deserto (Mohamed *et al.,* 1995). Observou-se uma congestão grave dos vasos sanguíneos, descamação ou necrose coagulativa das células epiteliais dos túbulos e proliferação das células endoteliais dos glomérulos nos rins de cabras devido à intoxicação por cipermetrina (Tamang, 1987). Por outro lado, foram observadas alterações degenerativas ligeiras, como inchaço celular e necrose, em ratos que receberam cipermetrina durante 13 semanas (Ahmed *et al.,* 1989). Kaushal *et al.* (2007) referiram a necrose coagulativa e a degeneração do epitélio tubular no stress oxidativo induzido pela NDEA em ratos albinos. Na presente experiência, é possível que a desidratação progressiva nos grupos III e IV tenha provocado uma diminuição da taxa de filtração glomerular e uma menor irrigação sanguínea através da artéria eferente para o PCT e o DCT, o que resultou num baixo fornecimento de nutrientes, provocando a necrose e a lise das células.

4.2.7.4 Baço

Patologia macroscópica

Não se registaram alterações na necropsia do baço dos ratos de todos os grupos experimentais, exceto uma ligeira diminuição do tamanho do baço nos ratos do grupo IV.

Histopatologia

A depleção de linfócitos na bainha linfoide periarteriolar e na zona marginal da polpa branca foi observada no baço dos ratos do grupo II (Fig. 79). O baço dos ratos do grupo III mostrou uma depleção grave de linfócitos do corpúsculo de Malpighi e hemorragias (Fig. 80 e Fig. 81). No baço dos ratos do grupo IV também se verificou uma depleção grave de linfócitos do corpúsculo de Malpighi (Fig. 82).

Cha *et al.* (2000) observaram a depleção de linfócitos do baço na bainha linfoide periarteriolar e na zona marginal da polpa branca. A depleção de linfócitos nos corpúsculos de Malpighi e a subsequente necrose da polpa branca também foram registadas em cabras (Tamang, 1987) e vitelos machos cruzados (Patel, 1996) devido à intoxicação por cipermetrina. Estas alterações retrogressivas da população de células linfóides também foram observadas em coelhos (Desai *et al.*, 1986) e ratos (Ragothaman, 1991) devido à intoxicação por cipermetrina. No entanto, nos achados histopatológicos da toxicidade do imidaclopride em ratos, Gatne *et al.* (2006) relataram a depopulação de linfócitos, uma ligeira proliferação de tecido fibroso e o espessamento da cápsula no baço de todos os grupos tratados, em comparação com o grupo de controlo, e a gravidade das lesões foi maior na dose mais elevada (160 mg/kg de peso corporal), que mostrou achados adicionais como a desintegração da polpa branca e a necrose focal. Kaushal *et al.* (2007) relataram a congestão e a diminuição do número e do tamanho dos folículos linfóides no baço no stress oxidativo induzido pela NDEA em ratos albinos. A depleção acentuada das células linfóides do centro germinal dos folículos esplénicos no presente estudo corrobora a observação relacionada com a supressão da imunidade mediada por células e indica que o acetamipride tem efeitos imunossupressores. Faith *et al.* (1980) também sugeriram que a ação imunossupressora dos produtos químicos ambientais é o reflexo do defeito funcional em células imunocompetentes, da depleção do tipo de célula que responde e da alteração dos níveis hormonais normais. Assim, a supressão da resposta imunitária celular, tal como observada no presente estudo, pode dever-se ao resultado do efeito citotóxico do acetamipride nos linfócitos T.

4.2.7.5 Coração

Patologia macroscópica

Os corações dos ratos de todos os grupos experimentais apresentavam-se normais na necropsia.

Histopatologia

Registou-se hemorragia no miocárdio em ratos do grupo IV (Fig. 83). A alteração geral no coração devido à toxicidade do acetamipride no grupo de dose elevada foi uma alteração degenerativa e necrótica nas células musculares cardíacas. Algumas áreas do coração dos ratos do grupo IV estavam hialinizadas (Fig. 84). A necrose foi encontrada no coração dos ratos do grupo III. Neste grupo, o coração apresentava edema (Fig. 85). Em alguns dos ratos do grupo II, foram observadas hemorragias ligeiras no epicárdio e edema (Fig. 86) durante o exame microscópico. Ahmed *et al.* (1989) também registaram necrose extensa e hialinização das miofibrilhas no seu estudo de 13 semanas com cipermetrina em ratos. Áreas de degeneração ligeiras mas focais com ligeira congestão no miocárdio também foram observadas em cabras (Tamang, 1987), ratos (Ragothaman, 1991) e vitelos machos cruzados (Patel, 1996) devido a toxicose por cipermetrina. As lesões observadas no músculo cardíaco podem ser devidas ao efeito da perturbação da fosforilação oxidativa.

4.2.7.6 Ovário

Patologia macroscópica

Foi observada congestão no ovário de ratos do grupo IV (Fig. 87). Não foram encontradas alterações grosseiras em nenhum dos outros grupos. Foram observados ovários macroscopicamente mais pequenos em ratos tireoidectomizados (Timurkaan e Risvanli, 2004).

Histopatologia

O ovário mostrou uma alteração necrótica ligeira no parênquima medular no grupo de dose elevada. Foram observadas alterações degenerativas graves na trompa de Falópio, onde a prega da mucosa regrediu significativamente e ficou repleta de células mononucleares (Fig. 88). Não há relatos na literatura disponível sobre o trato reprodutor feminino na toxicidade do acetamipride.

A regressão da prega mucosa e a exsudação na trompa de Falópio sugerem que a acetamiprida modula as alterações funcionais no trato reprodutor feminino ao interferir com as actividades secretoras e ciliares.

4.2.7.7 Cérebro

Patologia macroscópica

Não foram observadas lesões graves no cérebro de ratos de nenhum dos grupos de experiências. Tamuli *et al.* (2005) observaram congestão no cérebro em vitelos devido à toxicidade do paraquato.

Histopatologia

Foi encontrada degeneração neural nos cérebros dos ratos do grupo IV (Fig. 89). Foram observadas alterações degenerativas ligeiras e hemorragias no cérebro de ratos do grupo III (Fig. 90). No entanto, não se observou qualquer alteração histológica significativa na secção do cérebro dos ratos do grupo II. As lesões observadas no presente estudo assemelham-se às lesões relatadas por Piramanayagam e Monohar (2002) na toxicidade do malatião em ratos. Estes autores observaram degenerescência neuronal, gliose, manguito perivascular, necrose neuronal e hemorragias na secção histológica dos tecidos cerebrais de ratos tratados com malatião. Na intoxicação por paraquato, Tamuli *et al.* (2005) observaram lesões necróticas no cérebro dos vitelos caracterizadas por neurónios degenerados, satelitose e neuronofagia. Também observaram uma distribuição focal de congestão e hemorragia no cérebro de vitelos intoxicados com paraquato. A maioria dos ratos apresentava gliose moderada e proliferação astrocítica com degeneração neuronal ligeira e vacuolação (Bhelonde, 2001).

No presente estudo, o efeito direto da toxina (acetamipride), associado à interferência na absorção de oxigénio e à depressão da respiração das células cerebrais, pode ser atribuído aos danos observados nos tecidos cerebrais. Parece que o acetamipride, nas doses testadas no presente estudo durante um período de 28 dias, pode não ter efeitos neurotóxicos tão extensos.

Os resultados acima referidos sugerem que o fígado, sendo o principal órgão de desintoxicação, sofreu os danos máximos, enquanto os rins, enquanto órgão excretor, também partilharam os danos. É agora evidente que são necessários mais estudos para compreender a toxicidade do acetamipride em termos de riscos para a saúde animal e estabelecer diretrizes para resíduos aceitáveis no ambiente.

Quadro 3. Efeito da administração oral diária de acetamipride no peso corporal (g) em ratos

Grupos	Peso corporal				
	0 dia	7 dias	14 dias	21 dias	28 dias
GrI	78.611 ± 1.916^{a} (18)	87.388 ± 1.885^{3} (18)	94.283 ± 1.546^{a} (18)	100.422 ± 1.140^{a} (18)	107.194 ± 1.143^{a} (18)
Gr II	79.166 ± 1.595^{a} (18)	84.722 ± 1.352^{ab} (18)	91.905 ± 1.258^{a} (18)	94,883 ±2,132^{b} ** (18)	101,938 ± 1,492^{b} ** (18)
Gr III	79.833 ± 1.314^{a} (18)	82.855 ± 1.486^{ab} (18)	85,366 ± 1,158^{b} *** (18)	90,311 ±0,824^{c} *** (18)	95,294± 0,939^{c} *** (18)
Gr IV	81.388 ± 1.906^{a} (18)	82.444 ± 1.446^{b} (18)	85,282 ± 1,523^{b} *** (18)	87,494 ± 1,309^{c} *** (18)	90,922 ± 1,236^{d} *** (18)

Os sobrescritos podem ser lidos por coluna para comparação de médias. Os sobrescritos semelhantes indicam que as médias não diferem significativamente. (O número entre parêntesis indica 'n')- (P≤0,05), (**P≤0,01) e (***P≤0,001)

Quadro 4. Efeito da administração oral diária de acetamipride nos pesos relativos dos órgãos

Grupos	Peso do órgão						
	Fígado	Cérebro	Coração	Rim	Pulmões	Baço	Ovário
GrI	44.161 ± 2.839^{b} (6)	12.613 ±0.759^{ab} (6)	3.877 ±0.227^{a} (6)	7.650 ±0.538^{a} (6)	7.837 ±0.265^{b} (6)	2.613 ±0.147^{a} (6)	1.889 ±0.091^{a} (6)
Gr II	49.493 ±3.214^{ab} (6)	11.452 ±0.606^{b} (6)	4.844 ±0.827^{a} (6)	8.515 ±0.533^{a} (6)	9.113 ± 1.088^{ab} (6)	3.211 ±0.327^{a} (6)	1.462 ± 0.11 1^{bc} (6)
Gr III	52.055 ± 1.581^{a} (6)	15.548 ± 1.406^{a} (6)	4.201 ±0.390^{a} (6)	7.258 ±0.289^{a} (6)	8.673 ±0.318^{b} (6)	3.167±0.156^{a} (6)	1.730 ±0.194^{ab} (6)

Gr IV	53.505 ± 1.318ª (6)	15.494 ± 1.061ª (6)	4.575 ±0.606ª (6)	8.150 ±0.659ª (6)	14.075 ±3.246ª (6)	1.808 ±0.161ᵇ (6)	1.248 ±0.063ᶜ (6)

Os sobrescritos podem ser lidos por coluna para comparação de médias. Os sobrescritos semelhantes indicam que as médias não diferem significativamente. (P≤0,05) (Os números entre parêntesis indicam 'n')

Tabela 5. Efeito da toxicidade subaguda do acetamipride nos parâmetros hematológicos em ratos wistar fêmeas (n = 6)

Parâmetros	Grupos experimentais			
	Grupo I	Grupo II	Grupo III	Grupo IV
TEC ($*10^6$ /cu.mm)	8.78 ± 0.195^a	8.45 ± 0.361^{ab}	$6,87 \pm 0,261^e$ **	7.65 ± 0.409^{bc}
PCV (%)	42.50 ± 1.727^a	44.16 ± 0.945^a	44.00 ± 0.577^a	45.83 ± 2.150^a
Hb (g/dl)	13.68 ± 0.248^{ab}	$12,23 \pm 0,221^c$ **	13.23 ± 0.320^b	14.13 ± 0.168^a
MCHC (g/ di)	32.35 ± 0.808^a	$27,76 \pm 0,759^b$ **	30.10 ± 0.808^{ab}	31.10 ± 1.167^a
VCM (fl)	48.37 ± 1.363^b	52.60 ± 1.803^b	$64,63 \pm 3,250^a$ **	$60,64 \pm 3,740^a$ **
MCH (pg)	15.61 ± 0.374^b	14.57 ± 0.520^b	$19,44 \pm 1,063^a$ **	18.81 ± 1.311^a
TLC ($*10^3$ /cu.mm)	6.22 ± 0.153^a	6.48 ± 0.176^a	6.42 ± 0.539^a	$5,23 \pm 0,132^b$ **
Neutrófilos (%)	20.95 ± 0.579^c	23.17 ± 0.703^b	$27,21 \pm 0,476^a$ **	$26,17 \pm 0,679^a$ **
Linfócitos (%)	71.57 ± 0.518^a	$67,17 \pm 0,477^b$ **	$63,75 \pm 0,655^c$ **	$64,00 \pm 1,183^c$ **
Eosinófilos (%)	2.45 ± 0.358^a	3.33 ± 0.557^a	3.07 ± 0.266^a	3.33 ± 0.333^a

Monócitos (%)	4.53±0.435[a]	5.83±0.477[a]	5.65±0.655[a]	5.67±0.421[a]
Basófilos (%)	0.50±0.341[a]	0.33±0.210[a]	0.50±0.341[a]	0.33±0.210[a]

Os valores indicam a média ± E.S. Os sobrescritos podem ser lidos por linha para comparação das médias. Os sobrescritos semelhantes indicam que as médias não diferem significativamente. (**P≤0**,05), (****P≤0**,01)

Quadro 6. Efeito da administração oral diária de acetamipride nas enzimas plasmáticas em ratos wistar fêmeas

Grupos	AST (u/1)	ALT (u/1)	ALP (u/1)	ACP (UI/L)
Gr I	44.17 ±2.258[c] (6)	37.31 ± 1.329[d] (6)	266.00 ±2.454[d] (6)	5.13±0.618[b] (6)
Gr II	52.00 ±2.416[c] (6)	57,24 ±3,120[c] ** (6)	481,27 ± 9,699[c] ** (6)	8.21 ± 1.575[b] (6)
Grelha	130,05 ± 1,836[b] ** (6)	77,78 ± 2,843[b] ** (6)	857,03 ± 15,813[b] ** (6)	12.11 ±0.326[ab] (6)
Gr IV	158,92 ± 5,247[a] ** (6)	115,25 ± 2,741[a] ** (6)	1055,77 ± 26,086[a] ** (6)	20,36 ±6,087[a] ** (6)

Os valores indicam Média ± E.S. Os números entre parêntesis indicam 'n'

Os sobrescritos podem ser lidos por coluna para comparação de médias. Os sobrescritos semelhantes indicam que as médias não diferem significativamente. (P≤0,05), (**P≤0,01)

Quadro 7. Efeito da administração oral diária de acetamipride durante 28 dias nos metabolitos plasmáticos (n= 6)

Parâmetros	Grupo I	Grupo II	Grupo III	Grupo IV
Glicose (mg/dl)	65.50±1.06[a]	65.33±4.05[a]	57.00±3.68[ab]	48,67±0,41[b] **
Proteína total (g/dl)	6.22±0.17[b]	6.46±0.11[b]	6,81±0,07[a] **	7,05±0,09[a] **
Albumina (g/dl)	3.07±0.14[c]	3.44±0.17[bc]	3,80±0,08[b] **	4,42±0,49[a] **
Globulina (g/dl)	3.14±0.20[a]	3.02±0.18[a]	3.01±0.12[a]	2.62±0.19[a]
Albulina: Globulina	1.01±0.10[b]	1.17±0.12[b]	1.28±0.08[b]	1,75±0,19[a] **

Creatinina (mg/dl)	1.16±0.03[c]	1.33±0.01[bc]	1.51±0.05[b]	1,93±0,20[a] **
BUN (mg/dl)	20.53±1.23[a]	20.86±1.76[a]	18.87±2.71[a]	24.12±0.91[a]

Os valores indicam Média ± S.E.

Os sobrescritos podem ser lidos por linha para comparação de médias. Os sobrescritos semelhantes indicam que as médias não diferem significativamente. (P≤0,05), (**P≤0,01)

Tabela 8. Efeito da administração diária de acetamipride durante 28 dias no perfil lipídico em ratos albinos fêmeas (n=6)

Parâmetros (mg/dl)	Grupo I	Grupo II	Grupo III	Grupo IV
Triglicéridos	39.02 ±6.60[a]	45.39 ± 1.75[a]	40.88 ±0.83[a]	47.41 ±1.36[a]
Colesterol	43.75 ±0.68[a]	36,48 ± 1,39[b] **	45.28 ± 2.60[a]	30,94 ±0,76[c] **
HDL - Colesterol	11.42±0.82[a]	9.75 ± 0.69[a]	12.78 ± 2.33[a]	10.05 ± 1.94[a]
Colesterol LDL	24.53 ± 1.41[a]	17,65 ± 1,66[b] **	24.32 ± 1.37[a]	11,40 ± 1,82[c] **
VLDL	7.80 ± 1.32[a]	9.08 ± 0.35[a]	8.18±0.17[a]	9.48 ± 0.27[a]

Os valores indicam Média ± S.E.

Os sobrescritos podem ser lidos por linha para comparação de médias. Os sobrescritos semelhantes indicam que as médias não diferem significativamente. (P≤0,05), (**P≤0,01).

Tabela 9. Efeito da administração diária de acetamipride durante 28 dias no eletrólito plasmático em ratos fêmeas (n=6)

Parâmetros	Grupo I	Grupo II	Grupo III	Grupo IV
Cálcio (mg/dl)	12.06±0.218[b]	9,99±0,354[c] **	15,89±0,527[a] **	7,69±0,202[d] **
Fósforo (mg/dl)	6.37±1.305[ab]	4.96±0.920[ab]	3.18±0.365[b]	7.96±1.977[a]

Sódio (mmol/l)	153.33±5.577[c]	208,33±12,758[b] **	230,00±8,563[b] **	315,00±8,465[a] **
Potássio (mmol/l)	6.64±0.113[b]	6.53±0.457[b]	6.79±0.293[b]	8,97±0,369[a] **
Cloreto (mmol/l)	97.74±1.768[c]	102.91±2.278[bc]	107,12±1,225[b] **	116,63±1,412[a] **

Os valores indicam Média ± S.E.

Os sobrescritos podem ser lidos por linha para comparação de médias. Os sobrescritos semelhantes indicam que as médias não diferem significativamente. ($P \leq 0,05$), (**$P \leq 0,01$).

Quadro 10. Efeito da administração diária de acetamipride durante 28 dias nos microelementos plasmáticos em ratos albinos fêmeas (n=6)

Parâmetros (ppm)	Grupo I	Grupo II	Grupo III	Grupo IV
Zinco (Zn)	10.60±0.47[b]	12.03±0.73[b]	10.78±0.24[b]	17,38±0,37[a] **
Cobre (Cu)	20.23±0.34[c]	21,63±0,17[b] **	22,50±0,48[ab] **	22,76±0,21[a] **
Ferro (Fe)	76.48±12.53[c]	132.98±17.68[bc]	192,95±36,75[ab] **	232,17±20,04[a] **
Cobalto (Co)	43.67±2.93[c]	57,25±2,13[b] **	72,37±1,86[a] **	78,43±1,72[a] **
Manganês (Mn)	97.63±0.63[a]	91.98±5.63[a]	100.52±1.04[a]	101.20±0.48[a]
Molibdénio (Mo)	1283.33±16.67[b]	1254.17±7.68[bc]	1225.00±9.13[c]	1362,50±10,70[a] **

Os valores indicam Média ± S.E.

Os sobrescritos podem ser lidos por linha para comparação de médias. Os sobrescritos semelhantes indicam que as médias não diferem significativamente. ($P \leq 0,05$), (**$P \leq 0,01$)

Tabela 12. Resposta do DNFB (aumento médio da espessura da orelha em mm) de ratos fêmeas expostos à toxicidade subaguda do acetamipride (o lado esquerdo serviu de controlo do veículo e o lado direito foi tratado com o DNFB) n = 6.

Grupos	**Lado da orelha**	*Antes da sensibilização*	**Após desafio com DNFB em diferentes intervalos de tempo (h)**			
			6	**12**	**24**	**48**
GrI	Esquerda	0.305±0.015[a]	0.340±0.013[a]	0.337±0.011[a]	0.353±0.11[a]	0.355±0.006[a]
	Certo	0.303±0.011[a]	0.435±0.014[a]	0.750±0.029[a]	0. 978±0.031[a]	1.128±0.042[a]
Gr II	Esquerda	0.288±0.008[a]	0330±0.007[a]	0.323±0.009[a]	0.322±0.009[b]	0.325±0.012[b]
	Certo	0.308±0.006[a]	0.490±0.028[a]	0.687±0.047[a]	0.858±0.034[b]	0.988±0.035[b]
Grelha	Esquerda	0.297±0.014[a]	0.328±0.013[a]	0.322±0.012[a]	0.330±0.121[ab]	0.338±0.010[ab]
	Certo	0.298±0.006[a]	0.445±0.021[a]	0,552±0,021[b] **	0,748±0,034[c] **	0,823±0,029[c] **
Gr IV	Esquerda	0.300±0.009[a]	0.312±0.007[a]	0.327±0.007[a]	0. 315±0.008[b]	0.317±0.006[b]
	Certo	0.312±0.006[a]	0.367±0.010[b]	0. 448±0,017[c] **	0,562±0,032[d] **	0,612±0,035[d] **

Os valores indicam Média ± S.E.

O sobrescrito pode ser lido por coluna para comparação de médias.

Sobrescritos semelhantes indicam que as médias não diferem significativamente. ($P \leq 0,05$) ($^{**}P \leq 0,01$)

Fig. 17 Peso corporal dos ratos expostos à toxicidade subaguda do acetamipride

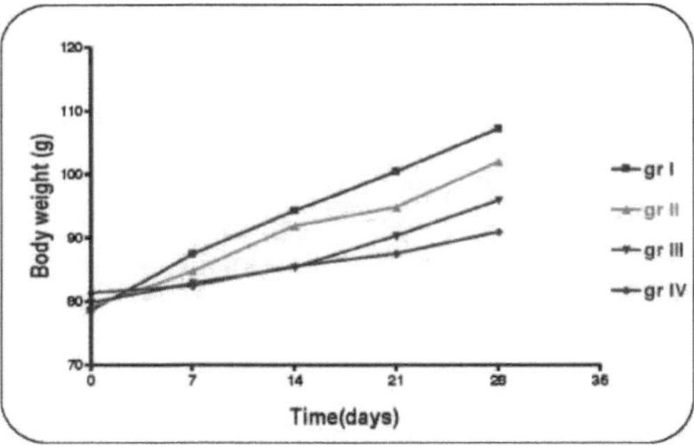

Fig. 18 Contagem total de eritrócitos de ratos expostos à toxicidade subaguda do acetamipride

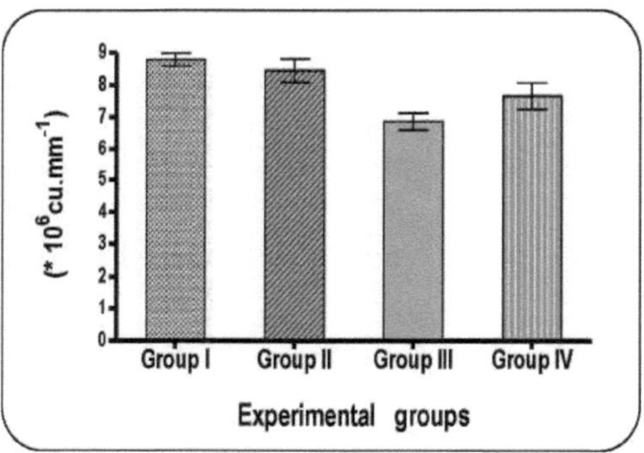

Fig. 19 Volume de células compactadas de ratos expostos à toxicidade subaguda do acetamipride

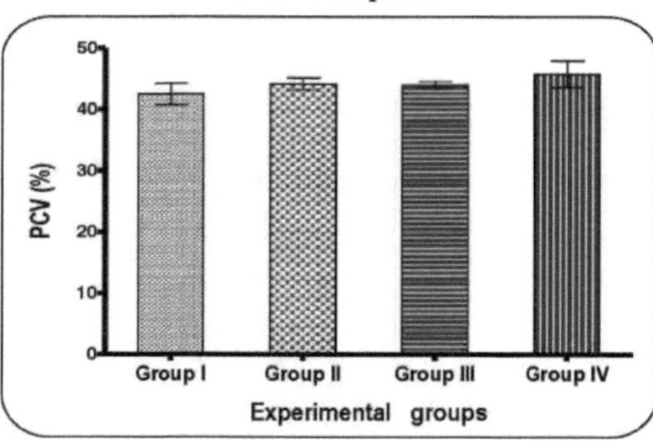

Fig. 20 Concentração de hemoglobina em ratos expostos à toxicidade subaguda do acetamipride

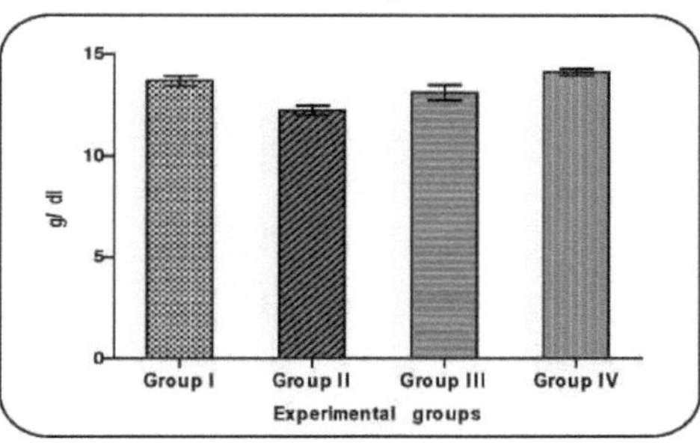

Fig.21 Concentração média de hemoglobina corpuscular em ratos expostos à toxicidade subaguda do acetamipride

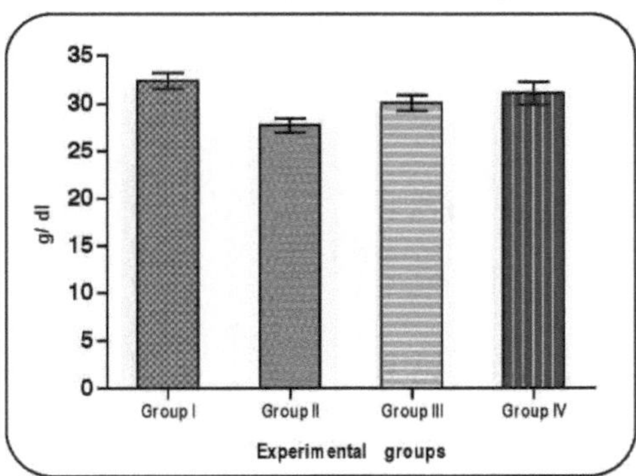

Fig. 22 Volume corpuscular médio de ratos expostos à toxicidade subaguda do acetamipride

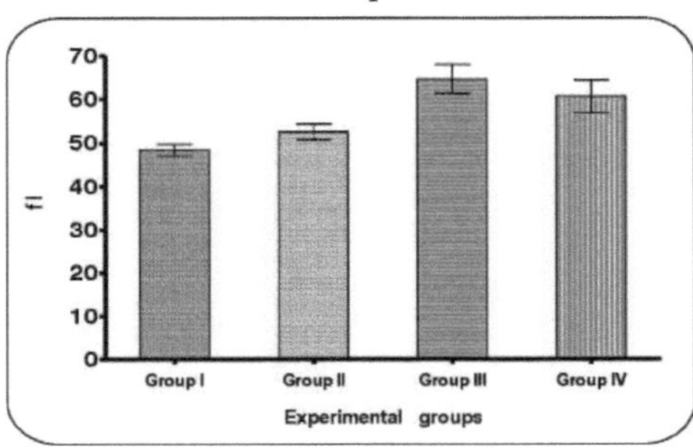

Fig. 23 Hemoglobina corpuscular média de ratos expostos à toxicidade subaguda do acetamipride

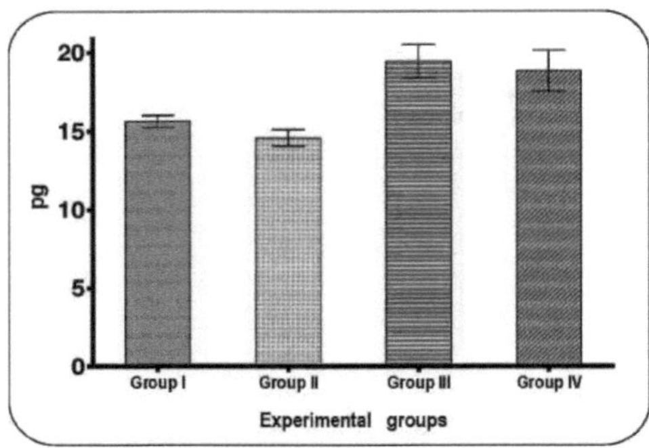

Fig. 24 Contagem total de leucócitos de ratos expostos à toxicidade subaguda do acetamipride

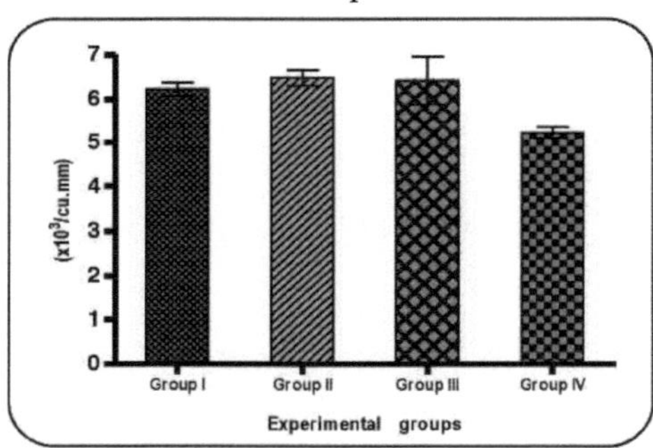

Fig. 25 Percentagem de neutrófilos de ratos expostos à toxicidade subaguda do acetamipride

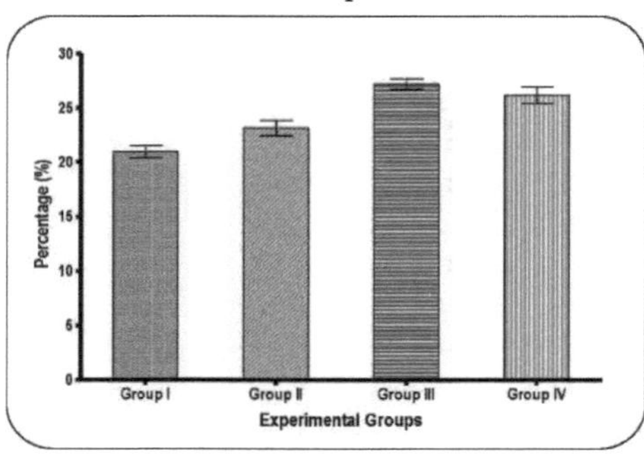

Fig. 26 Percentagem de linfócitos de ratos expostos à toxicidade subaguda do acetamipride

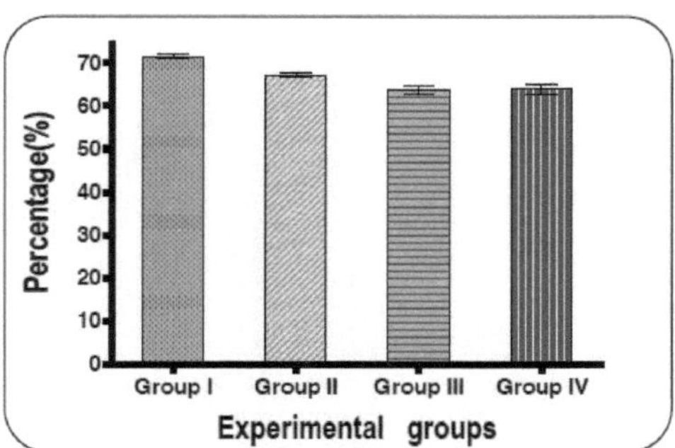

Fig. 27 Efeito da toxicidade subaguda do acetamipride na atividade plasmática da aspartato amino transferase em ratos.

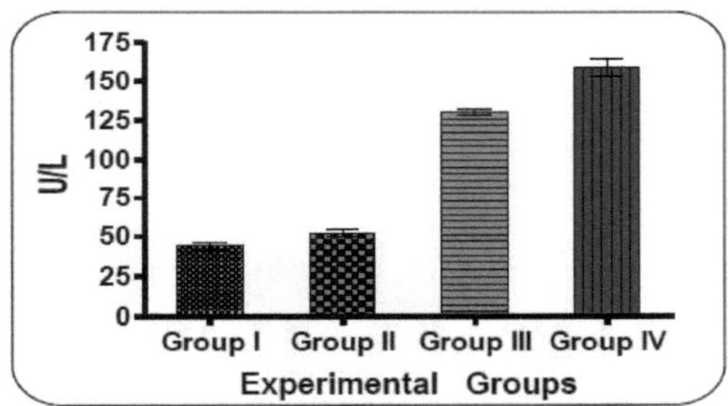

Fig. 28 Efeito da toxicidade subaguda do acetamipride na atividade plasmática da alanina amino transferase em ratos.

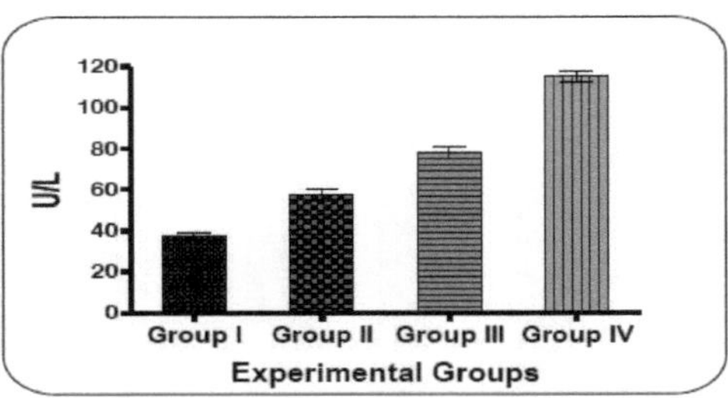

Fig. 29 Efeito da toxicidade subaguda do acetamipride na atividade da fosfatase alcalina plasmática em ratos.

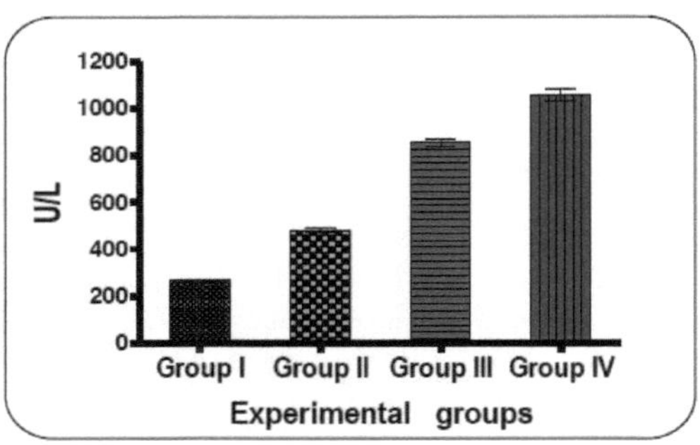

Fig. 30 Efeito da toxicidade subaguda do acetamipride na atividade da fosfatase ácida plasmática em ratos.

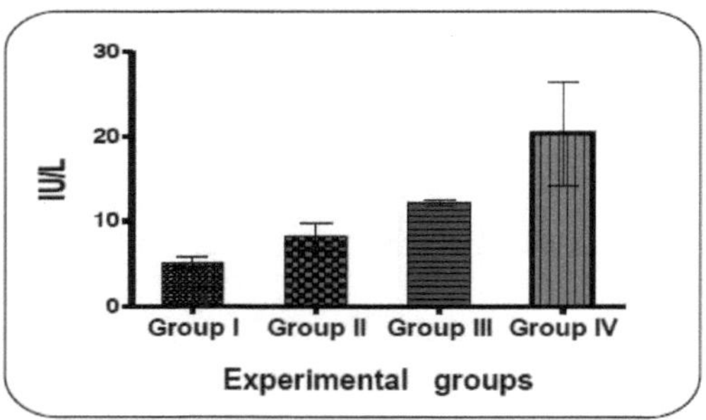

Fig. 31 Efeito da toxicidade subaguda do acetamipride no nível de glucose plasmática em ratos

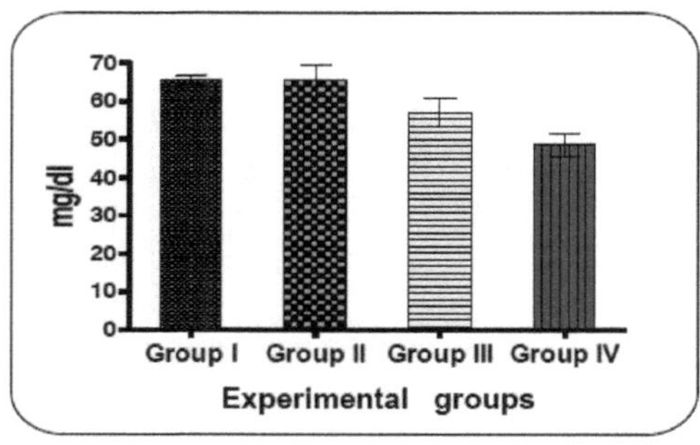

Fig. 32 Efeito da toxicidade subaguda do acetamipride no nível de proteínas totais no plasma de ratos

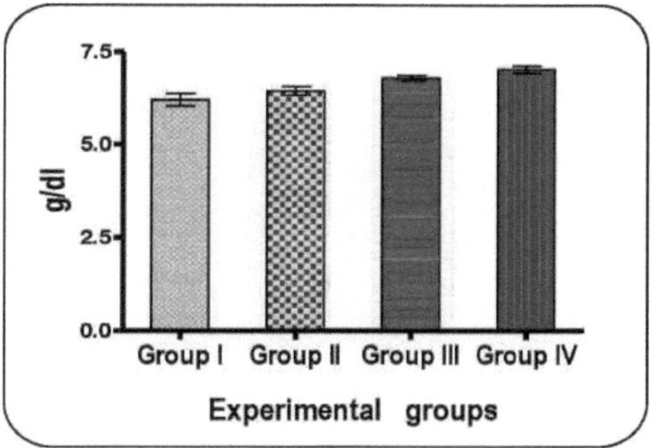

Fig. 33 Efeito da toxicidade subaguda do acetamipride no nível de albumina plasmática em ratos

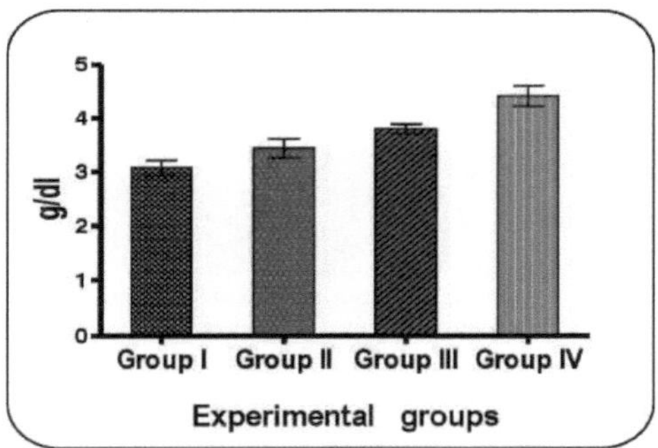

Fig. 34 Efeito da toxicidade subaguda do acetamipride no nível de globulina plasmática em ratos

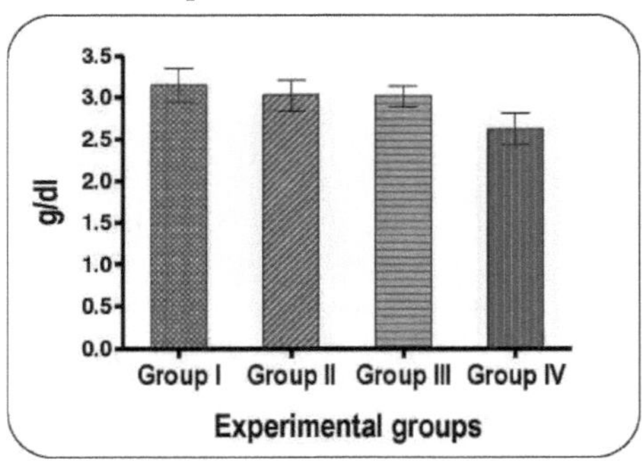

Fig. 35 Efeito da toxicidade subaguda do acetamipride no nível da razão albumina-globulina plasmática em ratos

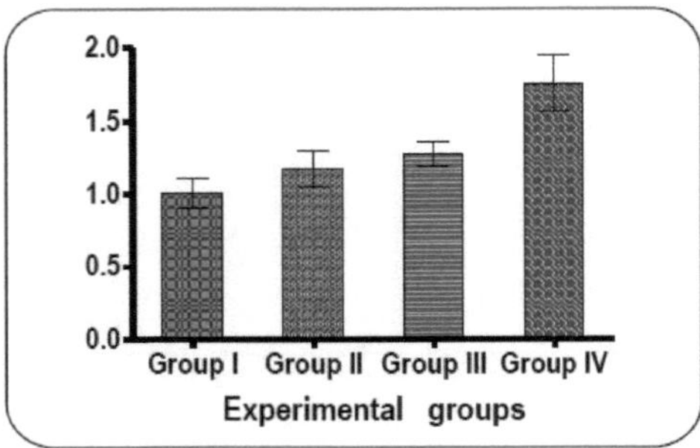

Fig. 36 Efeito da toxicidade subaguda do acetamipride no nível de creatinina plasmática em ratos

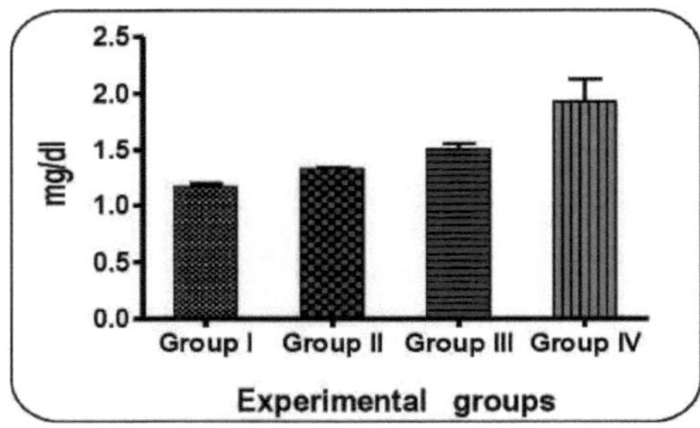

Fig. 37 Efeito da toxicidade subaguda do acetamipride no nível de azoto ureico no sangue de ratos

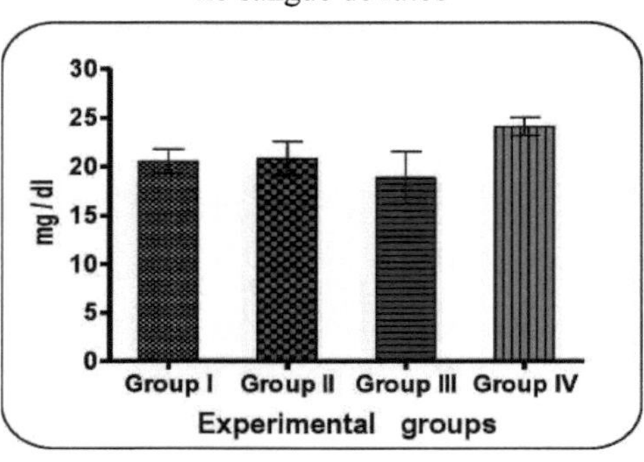

Fig. 38 Concentração plasmática de triglicéridos em ratos expostos à toxicidade subaguda do acetamipride.

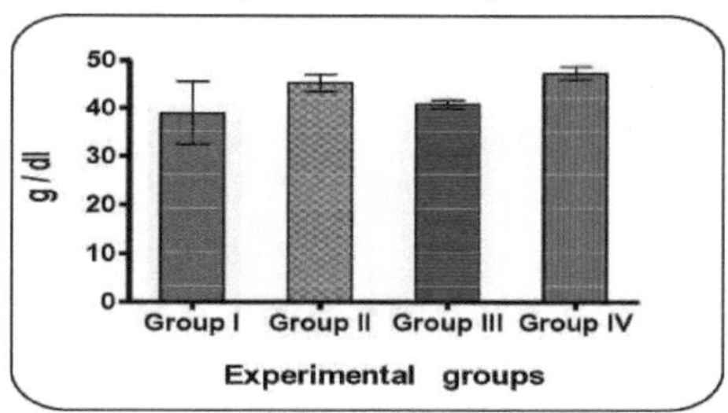

Fig. 39 Concentração plasmática de HDL-colesterol em ratos expostos à toxicidade subaguda do acetamipride.

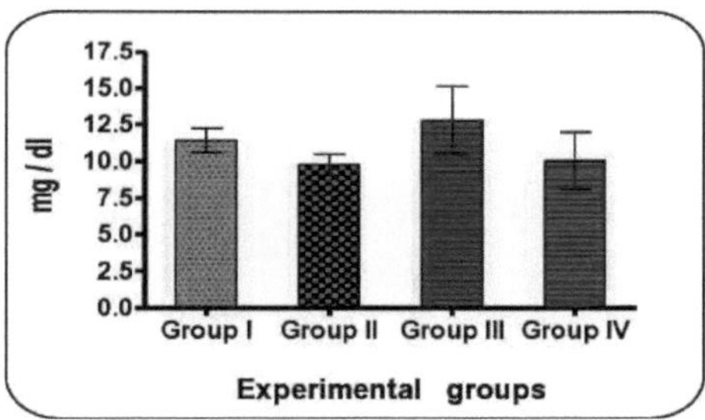

Fig. 40 Concentração plasmática de colesterol em ratos expostos à toxicidade subaguda do acetamipride.

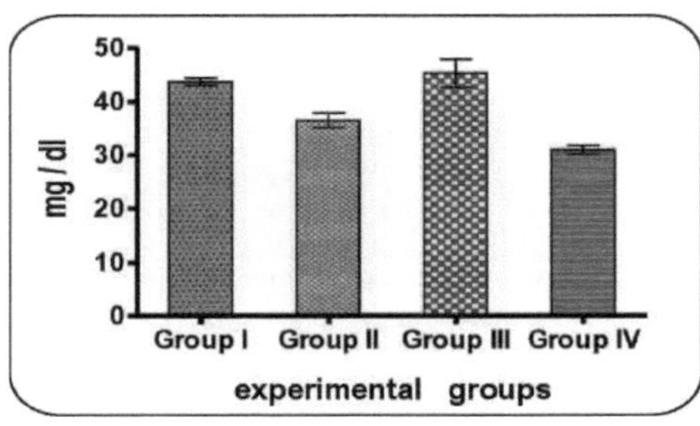

Fig. 41 Concentração plasmática de colesterol LDL em ratos expostos à toxicidade subaguda do acetamipride.

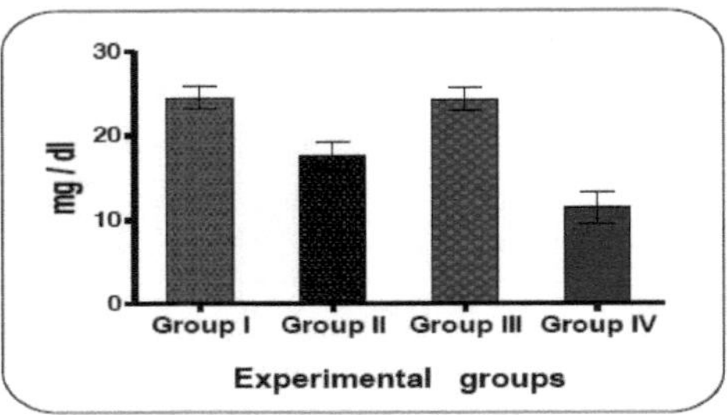

Fig. 42 Concentração plasmática de cálcio em ratos expostos à toxicidade subaguda do acetamipride.

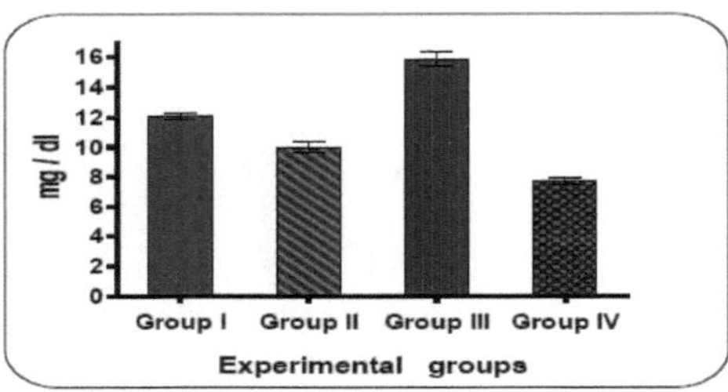

Fig. 43 Concentração plasmática de fósforo em ratos expostos à toxicidade subaguda do acetamipride.

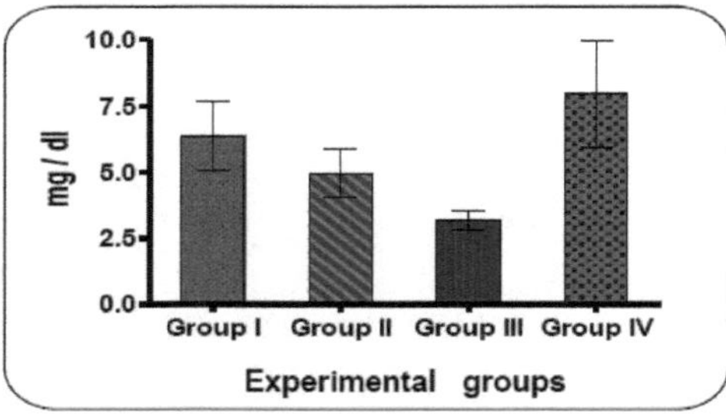

Fig. 44 Concentração plasmática de sódio em ratos expostos à toxicidade subaguda do acetamipride.

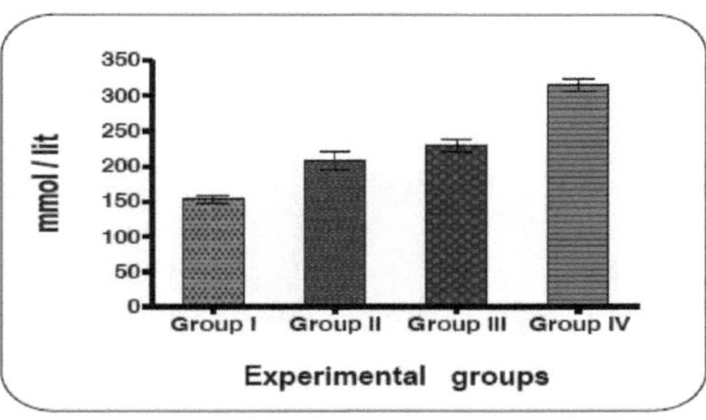

Fig. 45 Concentração plasmática de potássio em ratos expostos à toxicidade subaguda do acetamipride.

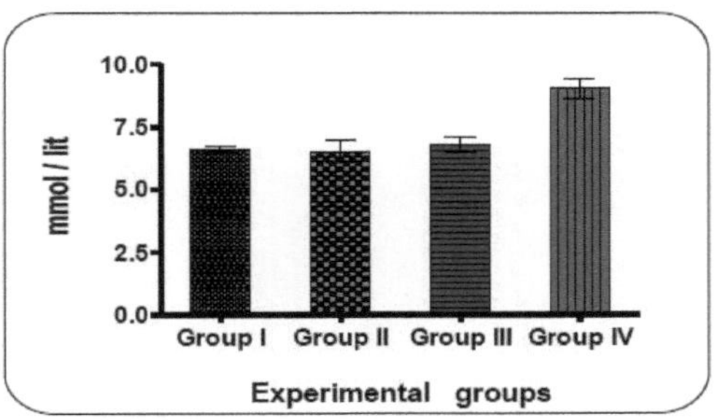

Fig. 46 Concentração plasmática de cloreto em ratos expostos à toxicidade subaguda do acetamipride.

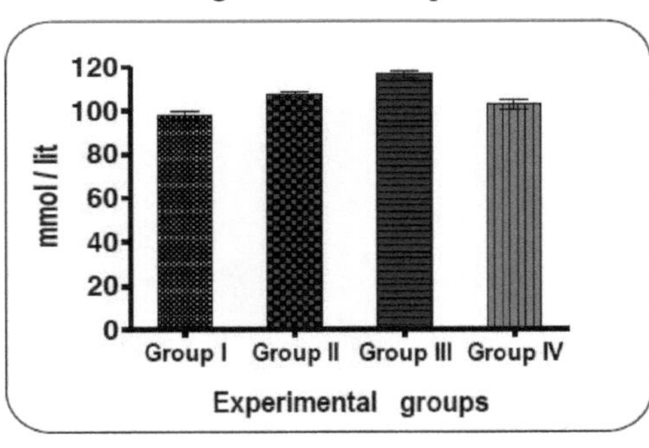

Fig. 47 Concentração plasmática de zinco em ratos expostos à toxicidade subaguda do acetamipride

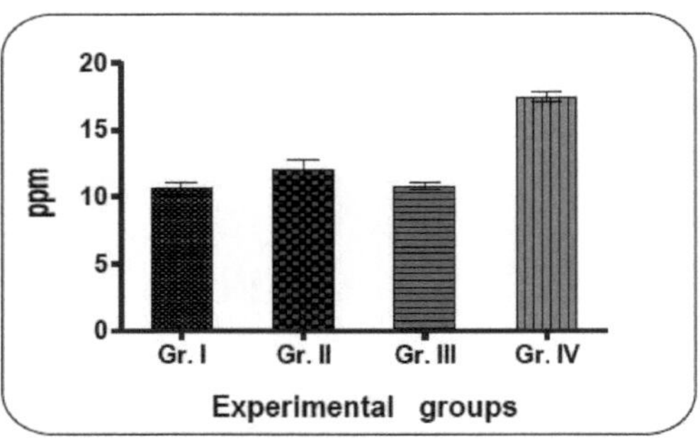

Fig. 48 Concentração plasmática de cobre em ratos expostos à toxicidade subaguda do acetamipride

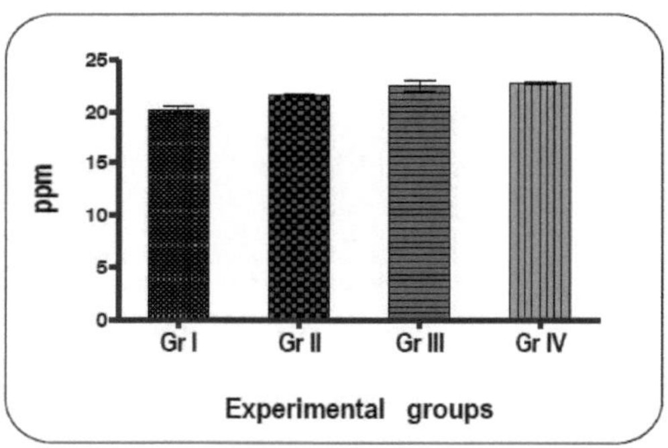

Fig. 49 Concentração plasmática de ferro em ratos expostos à toxicidade subaguda do acetamipride

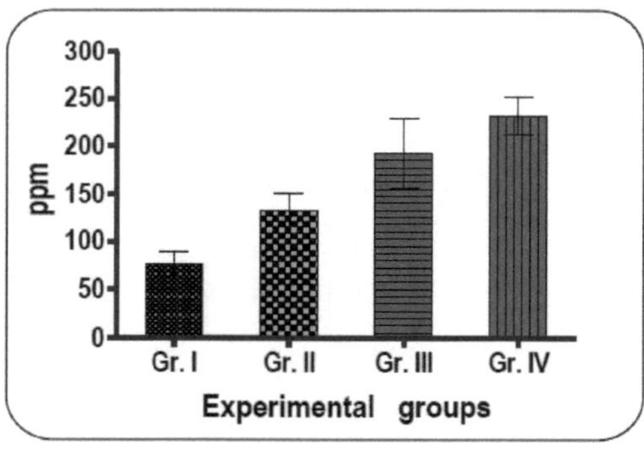

Fig. 50 Concentração plasmática de cobalto em ratos expostos à toxicidade subaguda do acetamipride

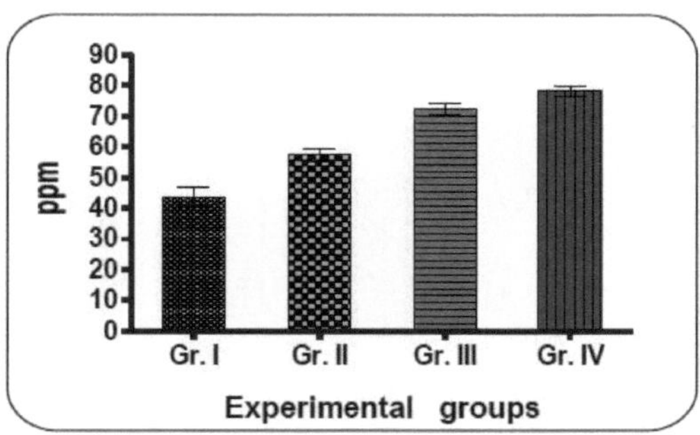

Fig. 51 Concentração plasmática de molibdénio em ratos expostos à toxicidade subaguda do acetamipride

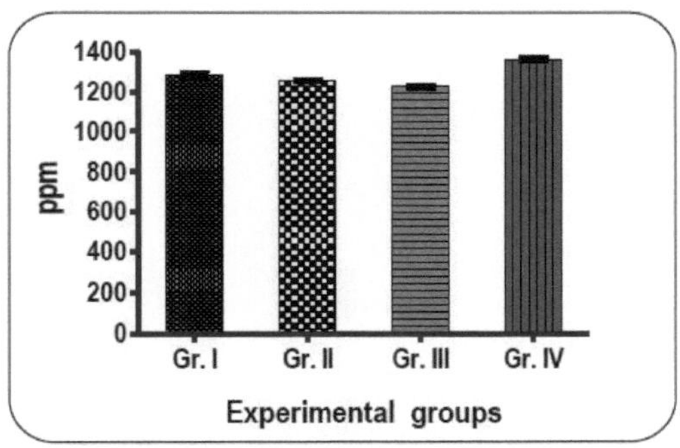

Fig. 52 Concentração plasmática de manganês em ratos expostos à toxicidade subaguda do acetamipride

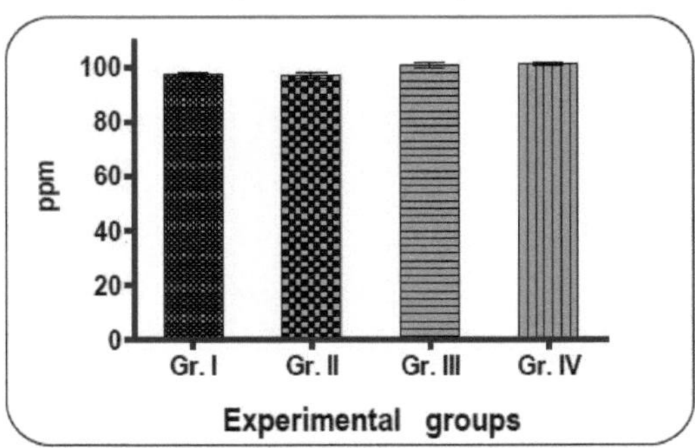

Fig. 53 Título de HA de ratos expostos à toxicidade subaguda do acetamipride

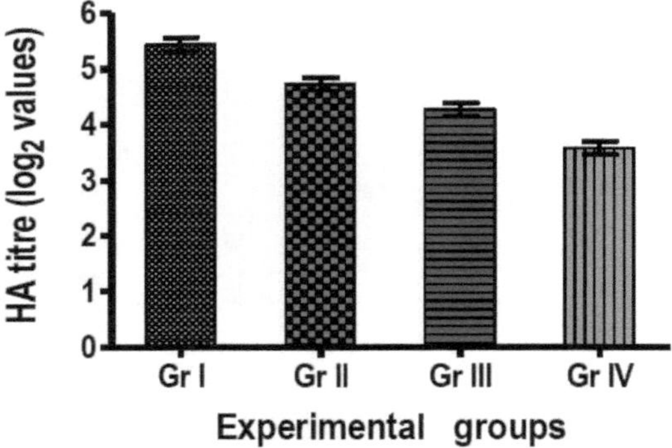

Fig. 54 Espessura da pele (em mm) de ratos expostos à toxicidade subaguda do acetamipride em diferentes intervalos (h) após o desafio com DNFB

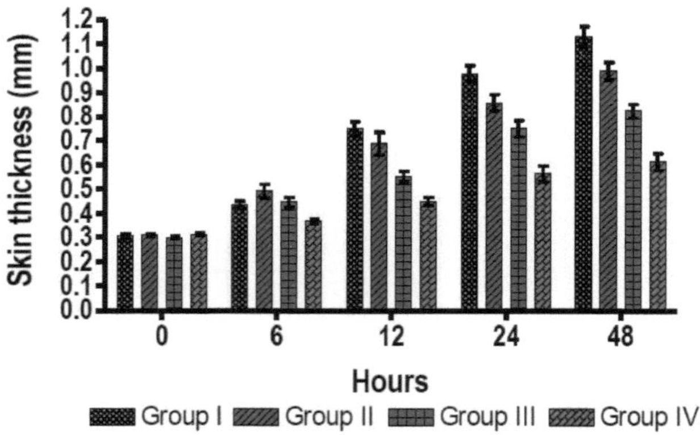

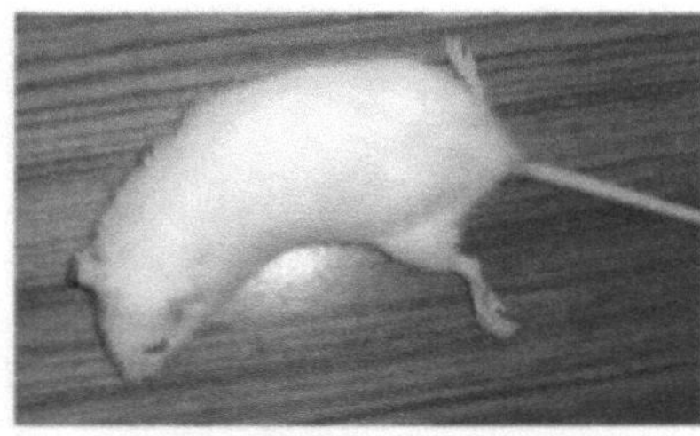

Fig. 1 Acute toxicity (@ 506 mg/kg body weight): Rat showing ventral recumbancy and extended hind legs

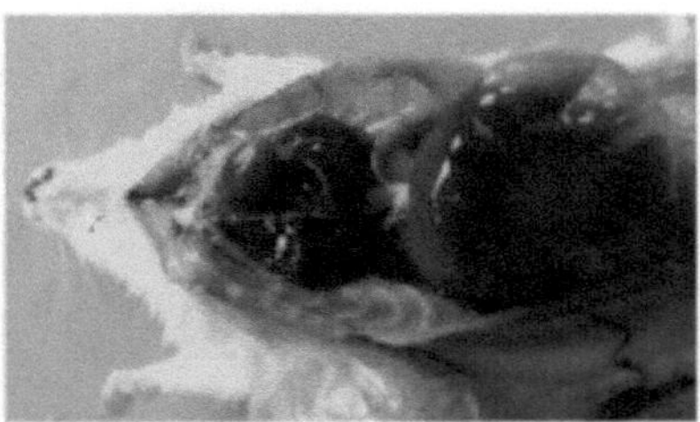

Fig. 2 Photograph showing severe haemorrhage in lungs and slight congestion in liver of rat in acute toxicity (@ 506 mg/kg body weight)

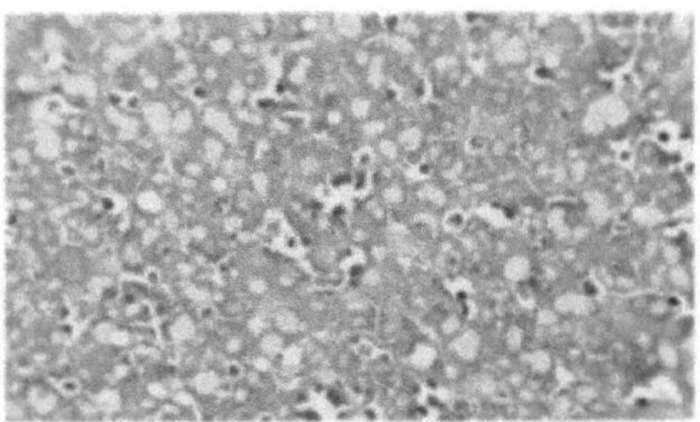

Fig. 3 Section of liver of rats in acute toxicity (@ 506 mg/kg body weight) showing severe fatty changes and necrosis (H & E X 400)

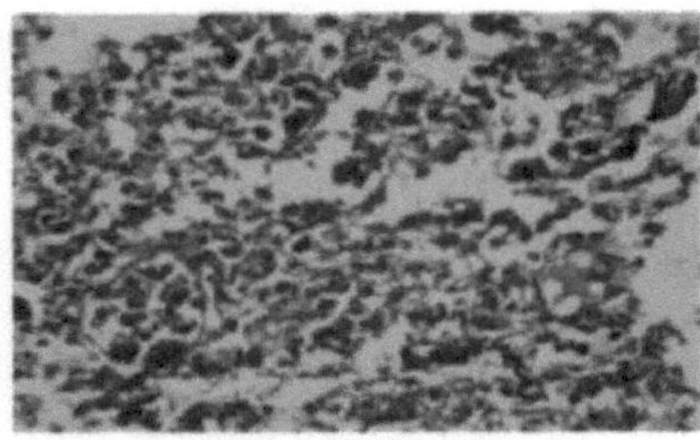

Fig. 4 Section of lungs of rat in acute toxicity (@ 506 mg/kg body weight) showing severe congestion and haemorrhages (H & E X 400)

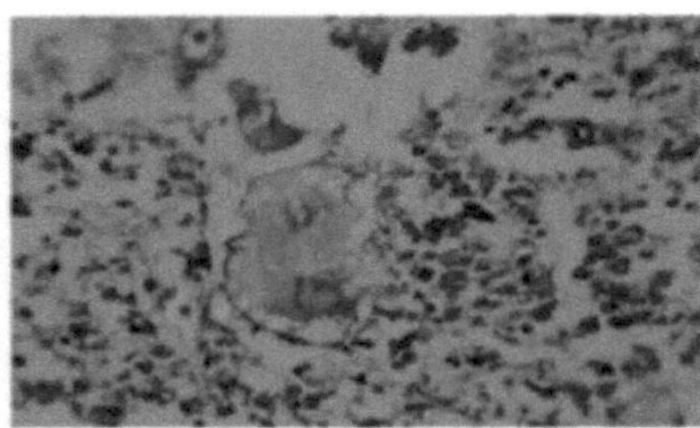

Fig. 5 Section of lungs of rat in acute toxicity (@ 506 mg/kg body weight) showing severe oedema (H & E X 400)

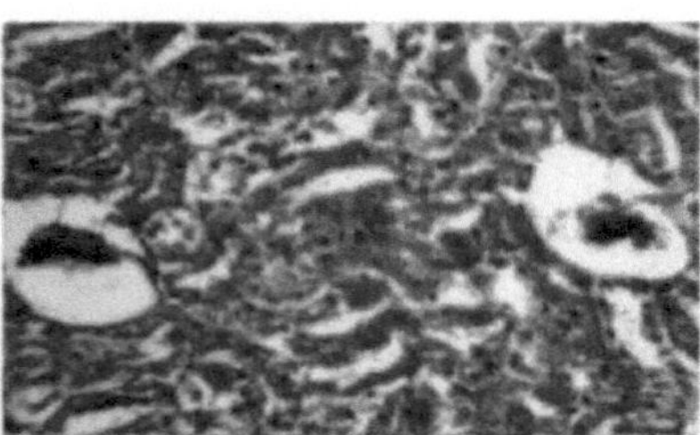

Fig. 6 Section of kidney of rat in acute toxicity (@ 506 mg/kg body weight) showing degenerative and necrotic changes along with atrophy of glomerular tuft (H & E X 400)

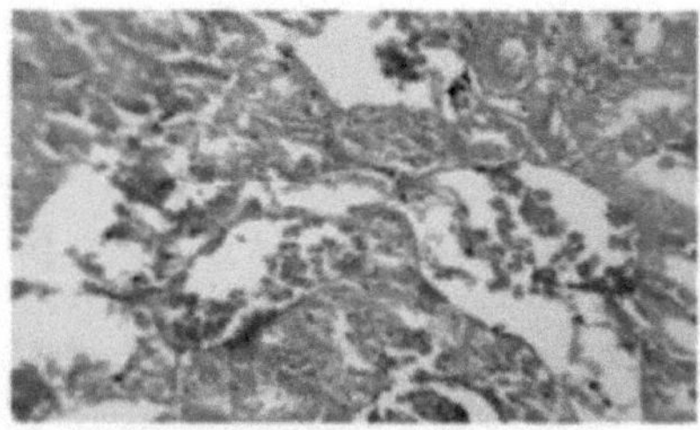

Fig. 7 Section of kidney of rat in acute toxicity (@ 506 mg/kg body weight) showing severe necrosis and haemorrhages (H & E X 400)

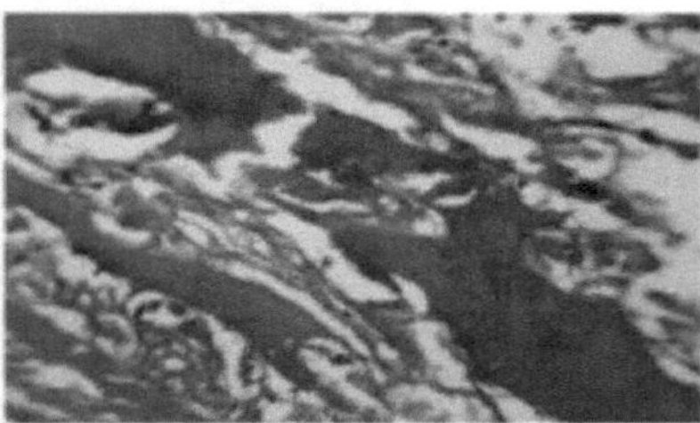

Fig. 8 Section of heart of rat in acute toxicity (@ 506 mg/kg body weight) showing hyalinization of cardiac muscle (H & E X 400)

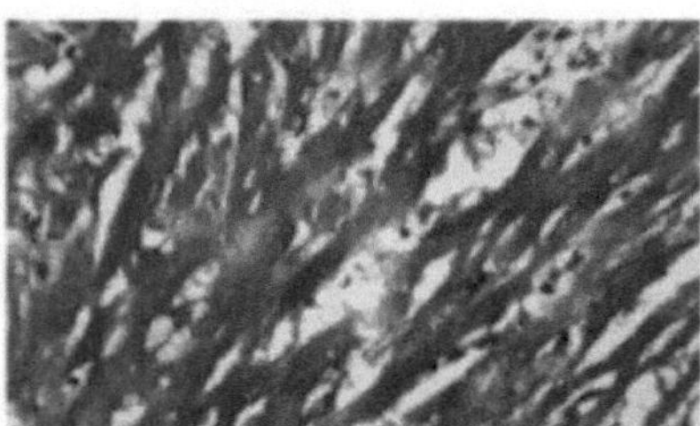

Fig. 9 Section of heart of rat in acute toxicity (@ 506 mg/kg body weight) showing widening of interstitial spaces (H & E X 400)

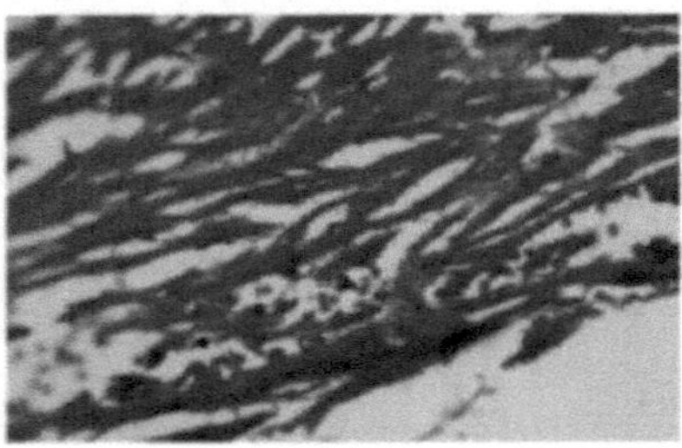

Fig. 10 Section of heart of rat in acute toxicity (@ 506 mg/kg body weight) showing haemorrhages under epicardium (H & E X 400)

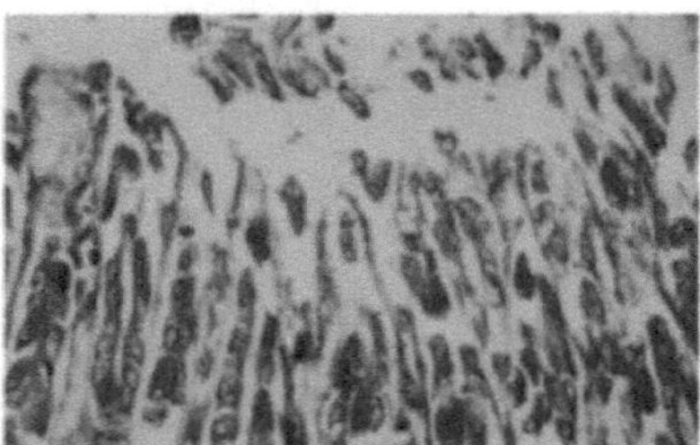

Fig. 11 Section of stomach of rat in acute toxicity (@ 506 mg/kg body weight) showing necrosis and desquamation of epithelium(H & E X 400)

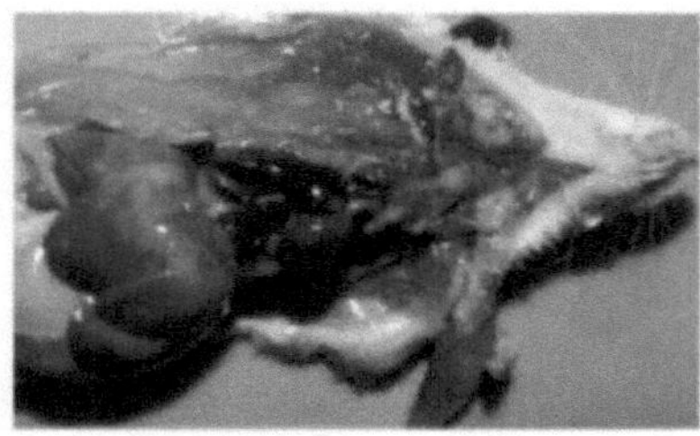

Fig. 60 Photograph of rat (group IV) showing enlarged and pale yellow colouration of liver

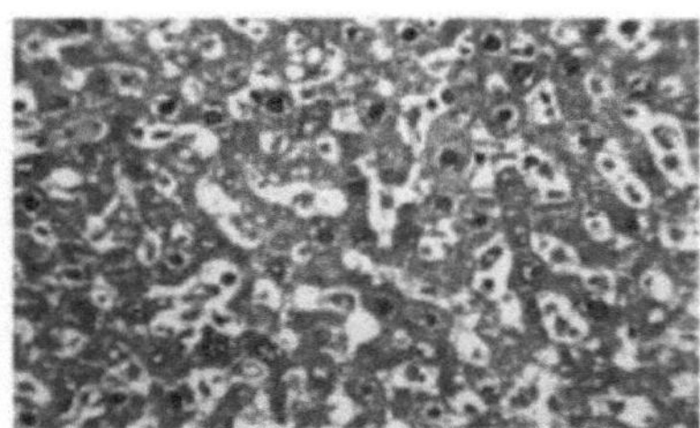

Fig. 61 Section of liver of rat (group II) showing mild fatty changes in hepatocytes (H & E X 400)

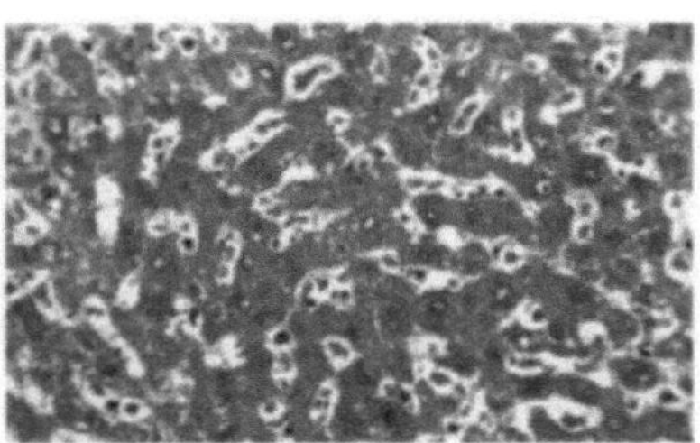

Fig. 62 Section of liver of rat (group II) showing increased eosinophilia (H & E X 400)

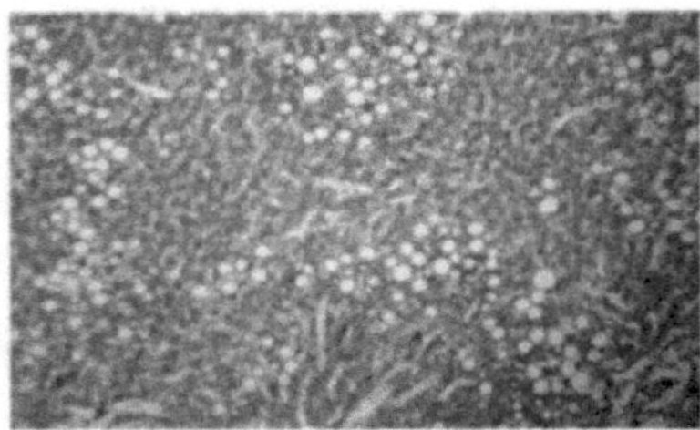

Fig. 63 Section of liver of rat (group III) showing fatty changes in hepatocytes (H & E X 100)

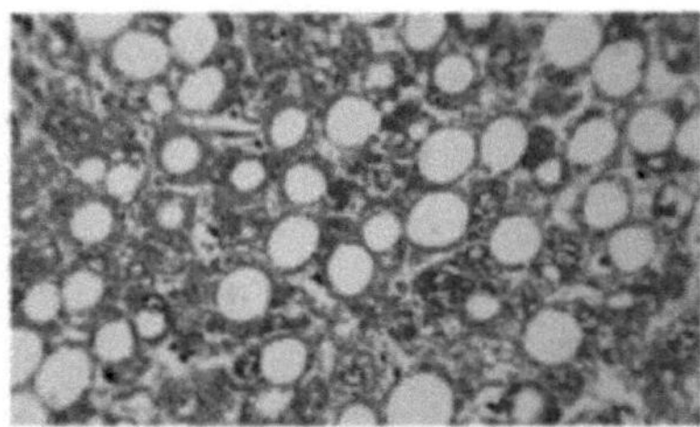

Fig. 64 Section of liver of rat (group III) showing fatty changes in hepatocytes (H & E X 400)

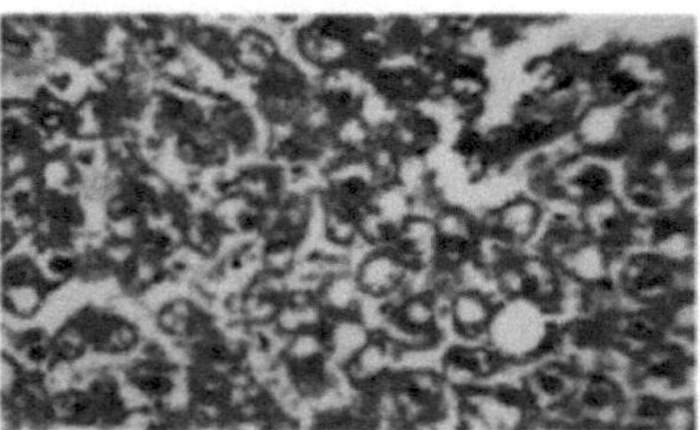

Fig. 65 Section of liver of rat (group IV) showing severe fatty changes and necrosis in hepatocytes (H & E X 400)

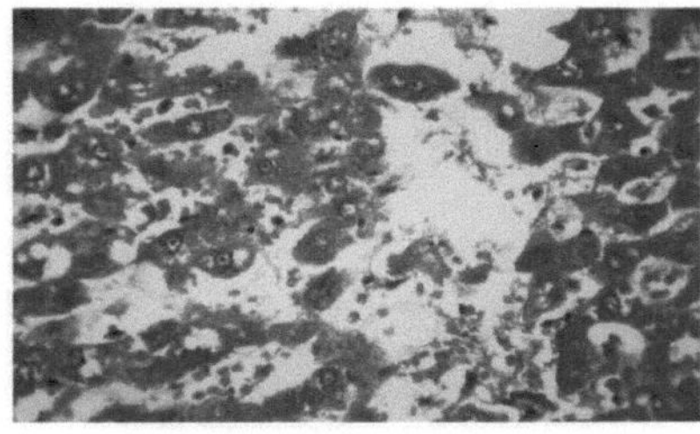

Fig. 66 Section of liver of rat (group IV) showing necrosis of hepatocytes leading to lysis (H & E X 400)

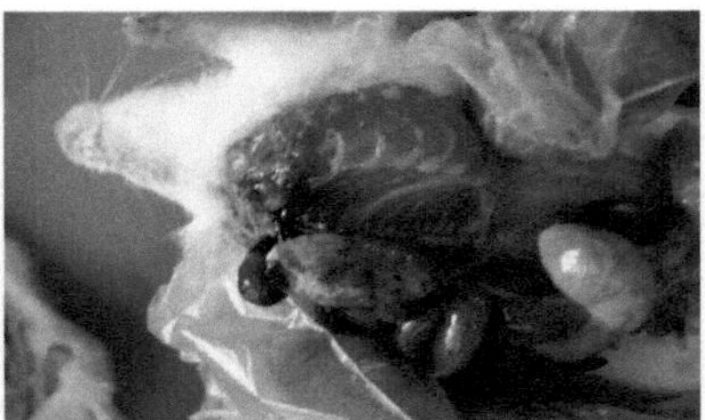

Fig. 67 Photograph of lungs of rat (group III) showing ecchymotic haemorrhages

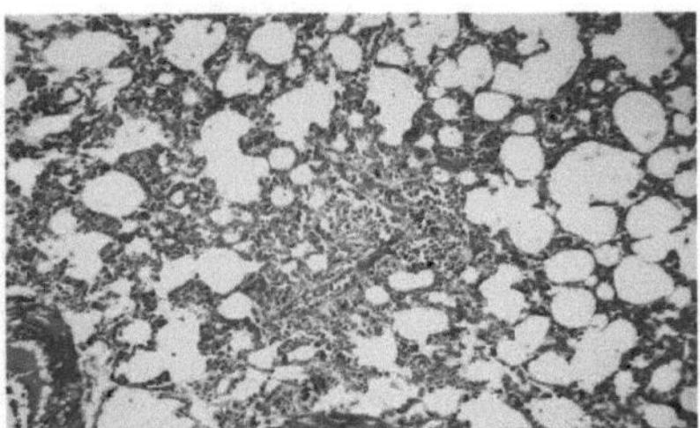

Fig. 68 Section of lungs of rat (group II) showing moderate degree of pneumonia (H & E X 100)

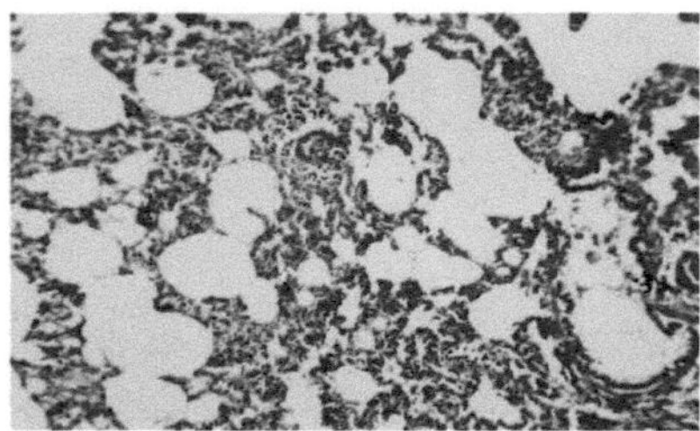

Fig. 69 Section of lungs of rat (group III) showing thickening of alveolar septa (H & E X 100)

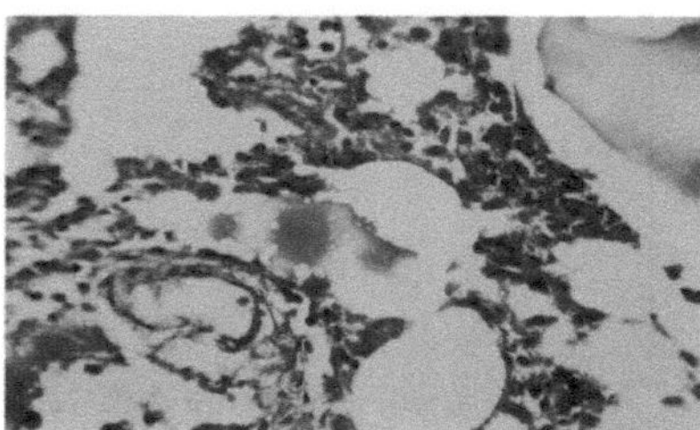

Fig. 70 Section of lungs of rat (group III) showing oedema (H & E X 400)

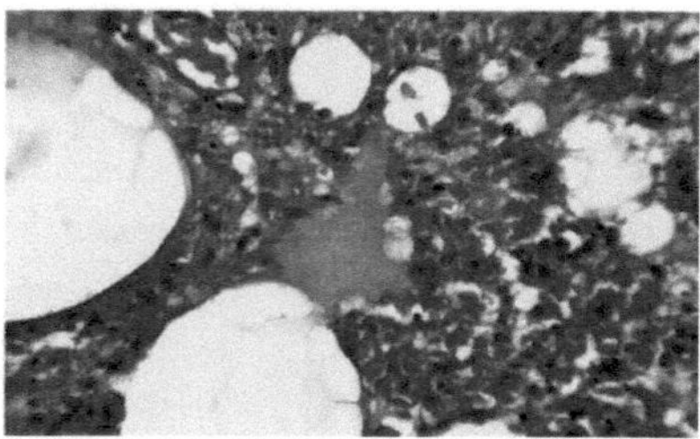

Fig. 71 Section of lungs of rat (group IV) showing haemorrhages and oedema (H & E X 400)

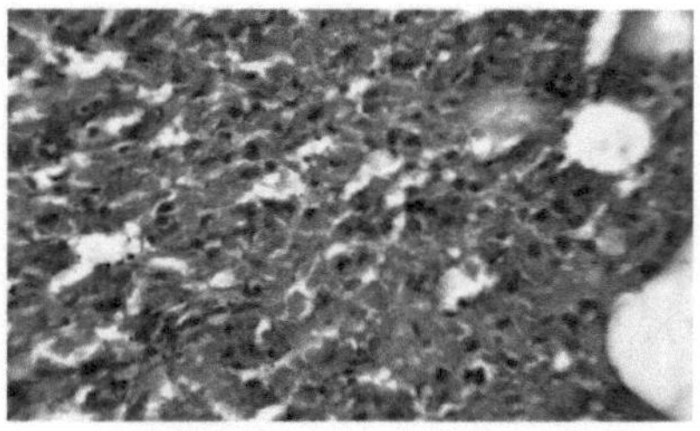

Fig. 72 Section of lungs of rat (group IV) showing haemorrhages and thickening of alveolar septa (H & E X 400)

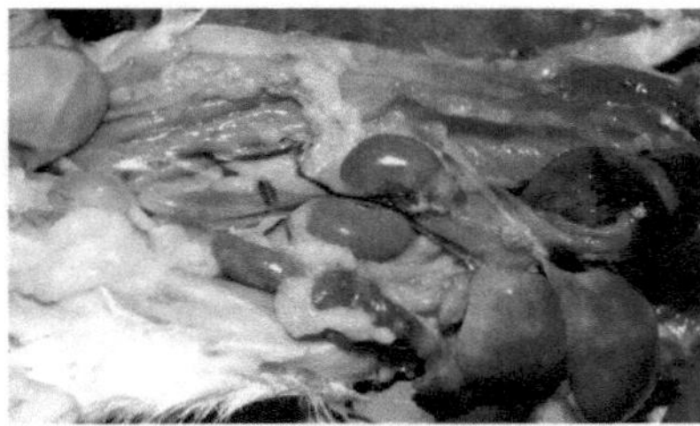

Fig. 73 Photograph of rat (group IV) showing enlargement and pale colouration of kidney

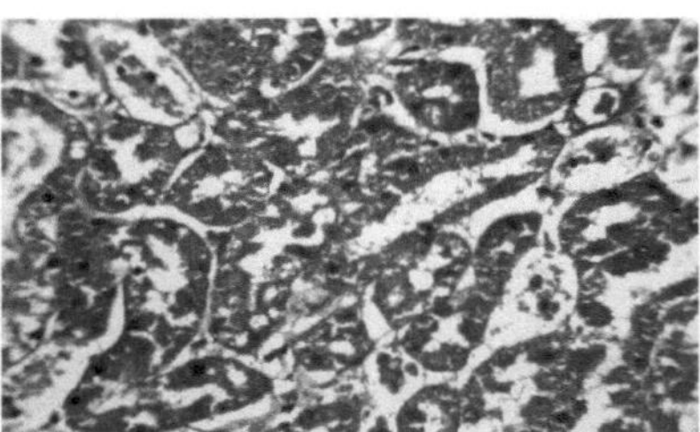

Fig. 74 Section of kidney of rat (group II) showing moderate degenerative and necrotic changes in convoluted tubules (H & E X 400)

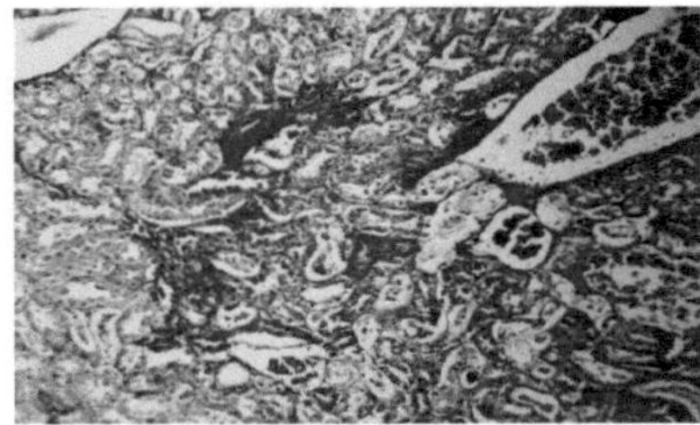

Fig. 75 Section of kidney of rat (group III) showing haemorrhages and moderate degenerative and necrotic changes (H & E X 100)

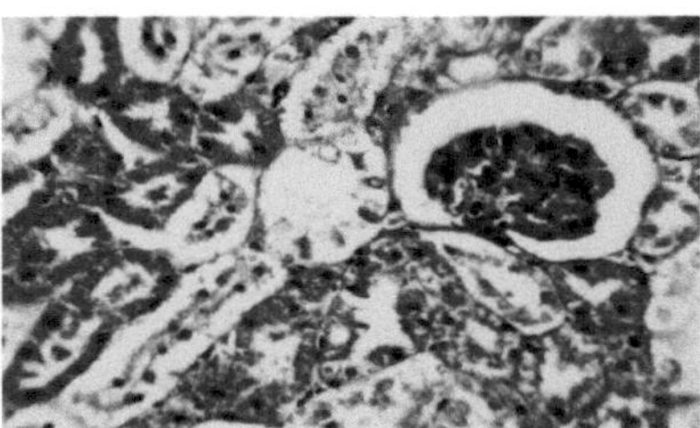

Fig. 76 Section of kidney of rat (group III) showing degenerative and necrotic changes (Pyknotic nuclei) (H & E X 400)

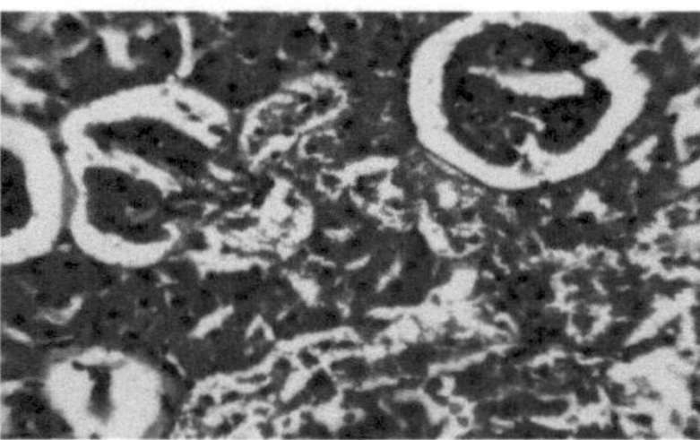

Fig. 77 Section of kidney of rat (group IV) showing severe degenerative and necrotic changes (H & E X 400)

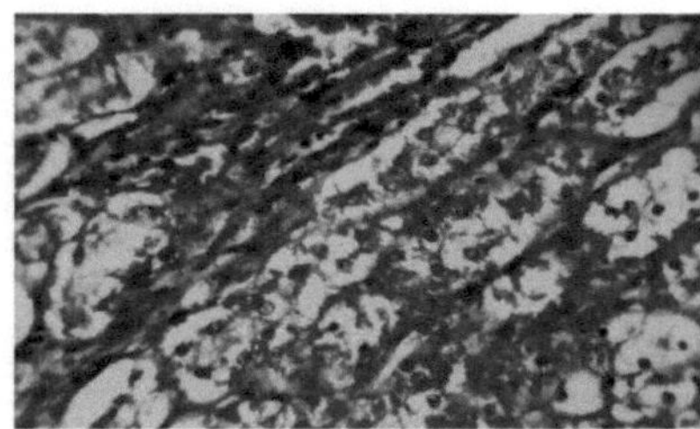

Fig. 78 Section of kidney of rat (group IV) showing lysis of tubular epithelial cells (H & E X 400)

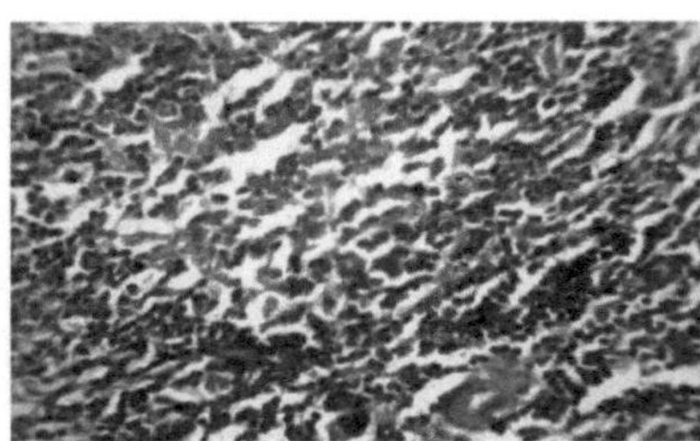

Fig. 79 Section of spleen of rat (group II) showing mild depletion of lymphocytes in white pulp (H & E X 400)

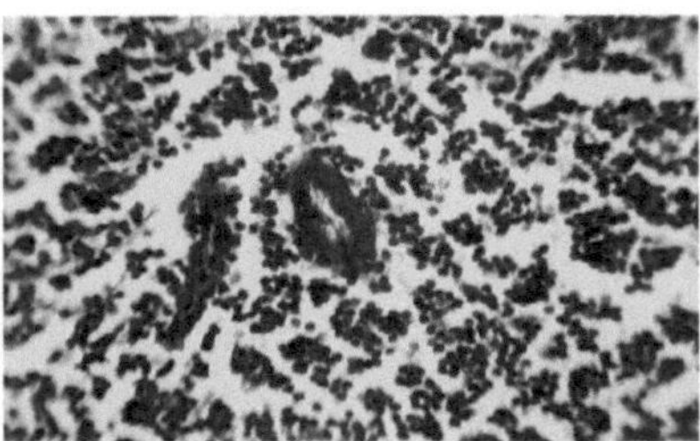

Fig. 80 Section of spleen of rat (group III) showing depletion of lymphocytes in white pulp (H & E X 400)

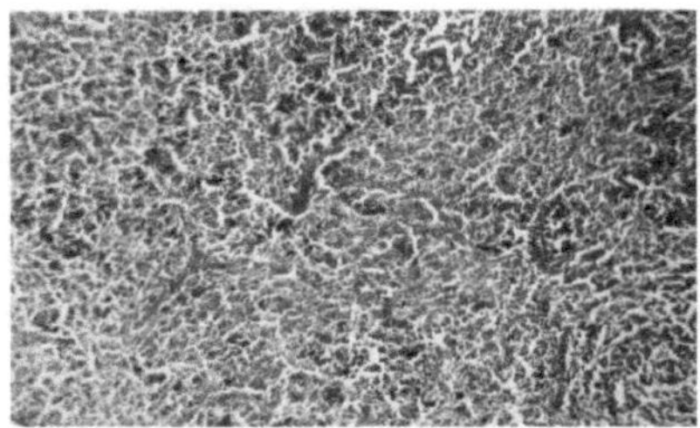

Fig. 81 Section of spleen of rat (group III) showing haemorrhages (H & E X 100)

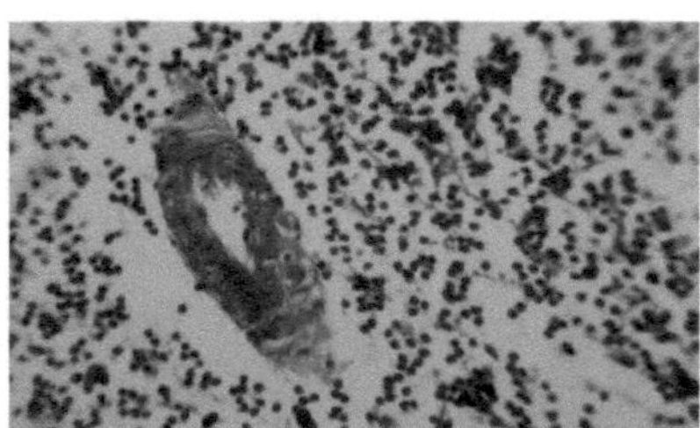

Fig. 82 Section of spleen of rat (group IV) showing severe depletion of lymphocytes in white pulp (H & E X 400)

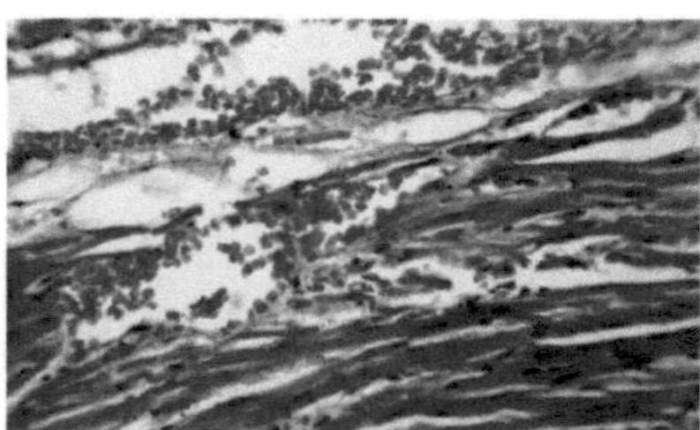

Fig. 83 Section of heart of rat (group IV) showing harmorrhages in cardiac muscle (H & E X 400)

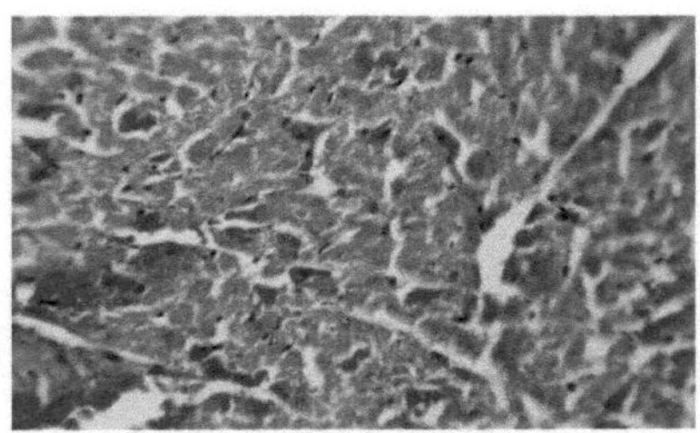

Fig. 84 Section of heart of rat (group IV) showing hyalinization of cardiac muscle (H & E X 400)

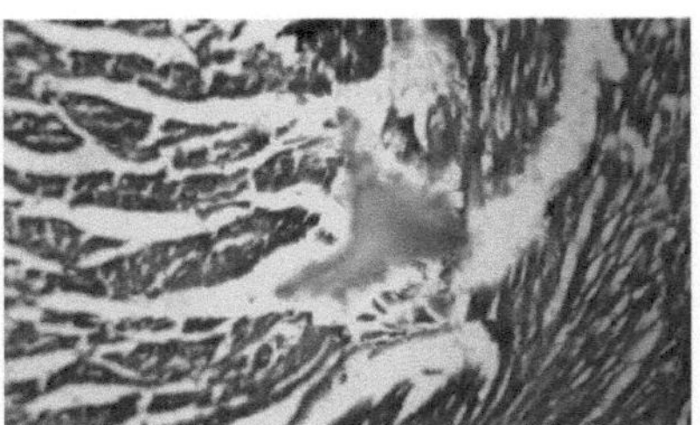

Fig. 85 Section of heart of rat (group III) showing oedema in cardiac muscle (H & E X 100)

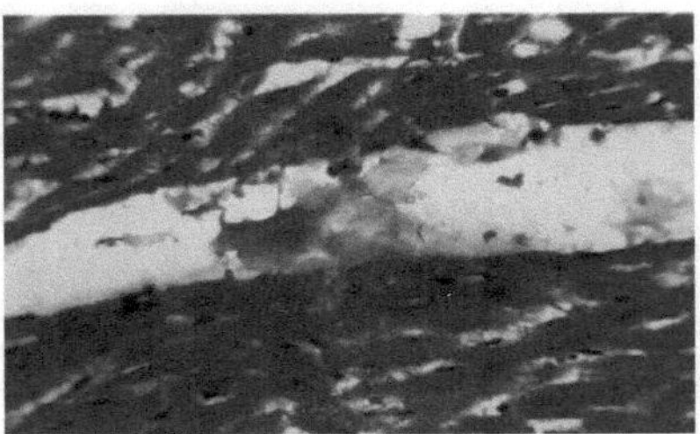

Fig. 86 Section of heart of rat (group II) showing oedema in cardiac muscle (H & E X 400)

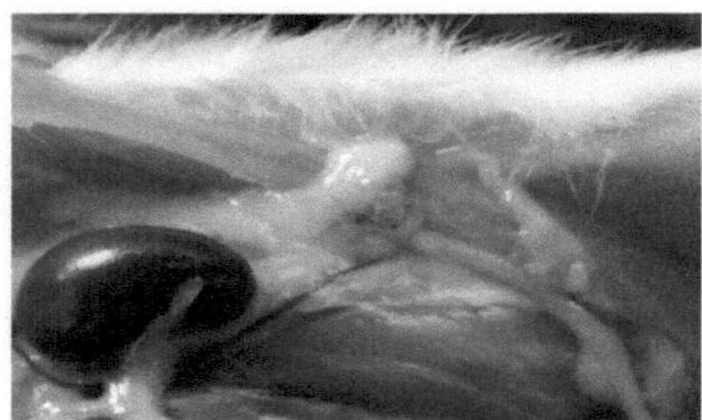

Fig. 87 Photograph of ovary of rat (group IV) showing congestion

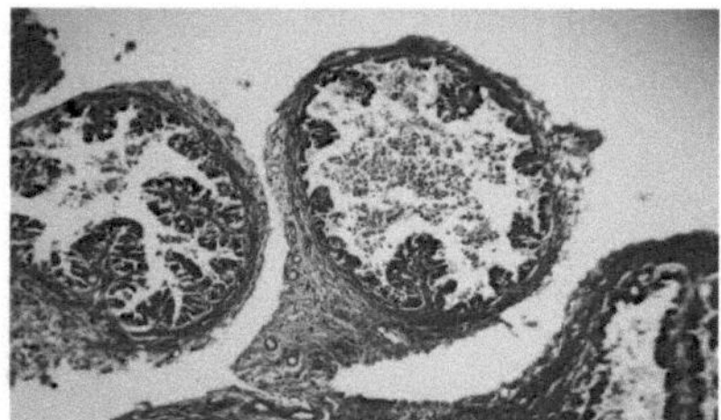

Fig. 88 Section of fallopian tube of rat (group IV) showing desquamated epithelial cells and mononuclear cells (H & E X 100)

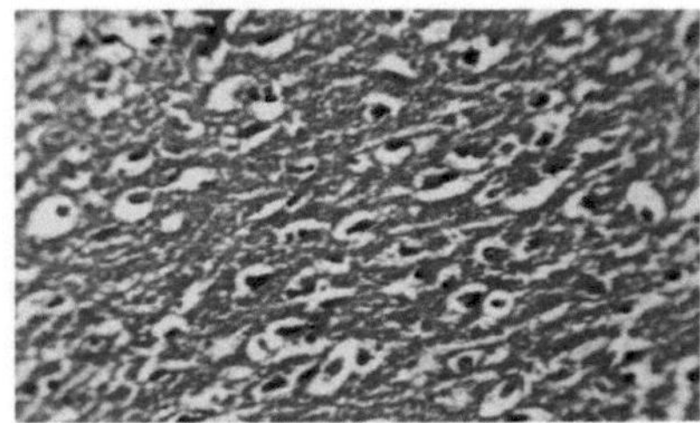

Fig. 89 Section of brain of rat (group IV) showing degenerative and necrotic changes (H & E X 400)

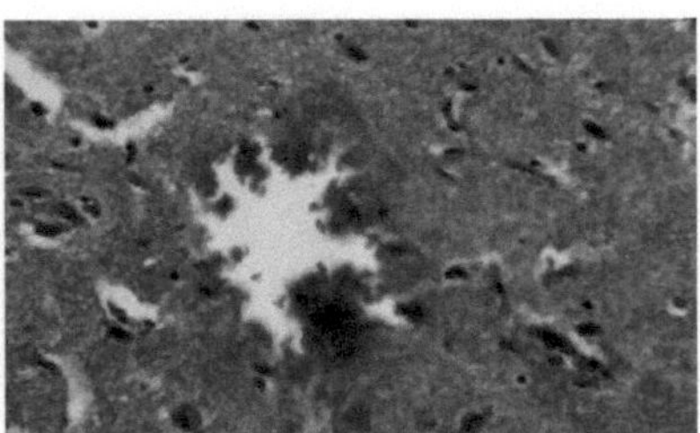

Fig. 90 Section of brain of rat (group III) showing haemorrhages (H & E X 400)

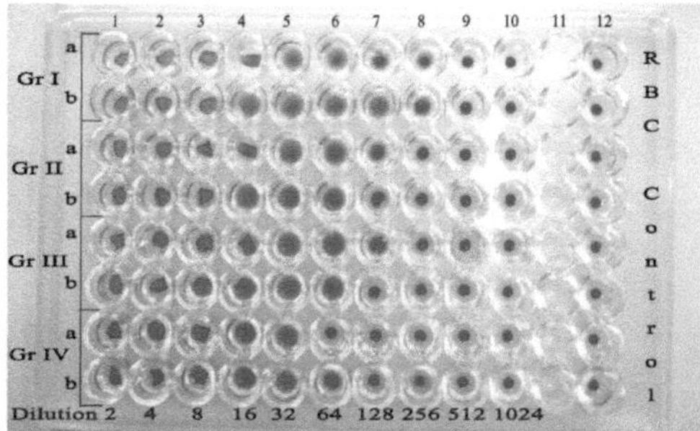

Fig. 55 Photograph showing micro-HA titre of the rats exposed to subacute acetamiprid toxicity

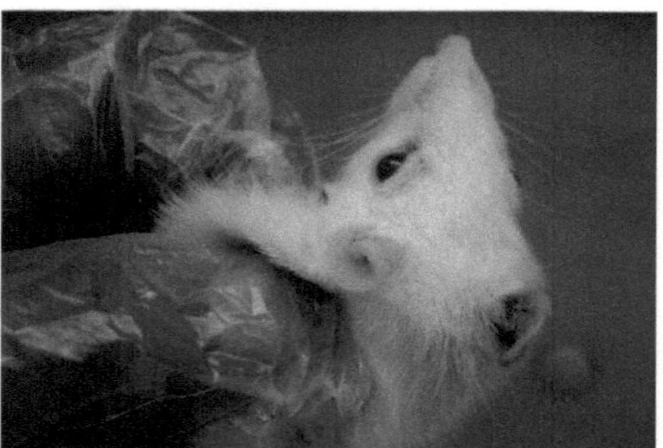

Fig. 56 Response of skin(right ear) of rat of group I (Control) to DNFB showing severe reaction

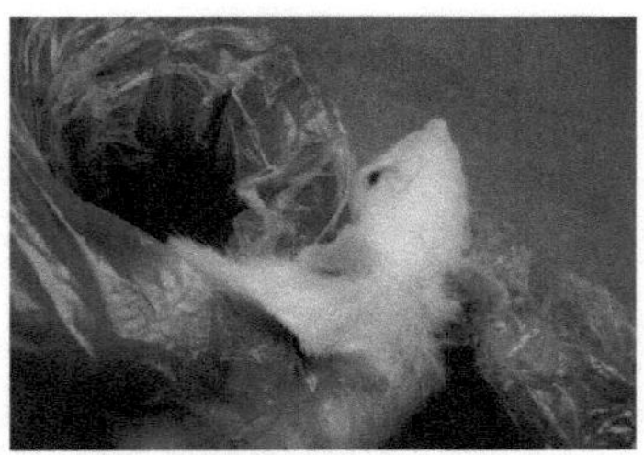

Fig. 57 Response of skin of rat (right ear) of group II (@ 25 mg/kg body weight) to DNFB showing moderate reaction

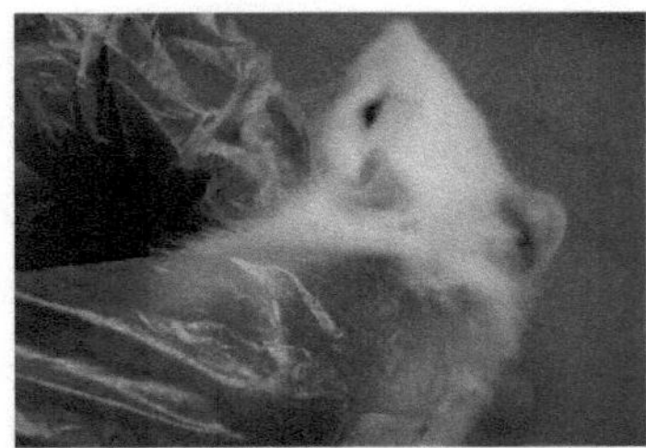

Fig. 58 Response of skin of rat (right ear) of group III (@ 100 mg/kg body weight) to DNFB showing mild reaction

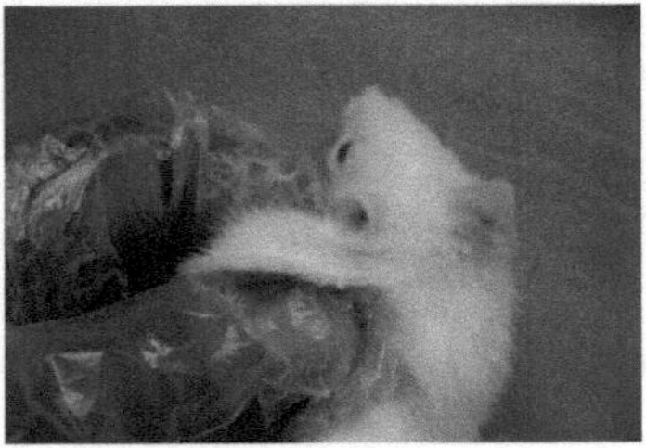

Fig. 59 Response of skin of rat (right ear) of group IV (@ 200 mg/kg body weight) to DNFB showing very mild reaction

Capítulo 5

Resumo e conclusões

RESUMO

A agricultura moderna está dependente de variedades de elevado rendimento, que só podem ser cultivadas sob a influência de fertilizantes e pesticidas. O acetamipride, devido à sua universalidade e efeitos de largo espetro, é amplamente utilizado na agricultura para proteger as culturas da ameaça de pragas.

O presente estudo foi realizado para estudar o efeito da toxicidade aguda e subaguda em ratos wistar fêmeas. A toxicidade subaguda do acetamipride foi avaliada com base em sinais clínicos, parâmetros hemato-bioquímicos, imunidade mediada por células e humoral e patologia na toxicidade do acetamipride. Foi utilizado um número total de cinco ratos para a toxicidade aguda e um número total de setenta e dois ratos foram divididos aleatoriamente em quatro grupos para a toxicidade subaguda, com 18 ratos cada. No estudo da toxicidade subaguda, administrou-se acetamipride a 0 (Grupo I), 25 (Grupo II), 100 (Grupo III) e 200 (Grupo IV) mg/kg de peso corporal durante 28 dias.

Numa experiência de toxicidade aguda, a dose letal aproximada de acetamipride foi determinada como 506 mg/ kg de peso corporal em ratos wistar fêmeas. Durante a toxicidade aguda, os ratos intoxicados manifestaram ptose, patas traseiras estendidas, incoordenação de movimentos, tremores, salivação, convulsão clónica terminal, coma e morte dentro de 2,5 - 4 horas após a administração.

Em termos grosseiros, registaram-se hemorragias graves nos pulmões com congestão na maioria dos órgãos. Histopatologicamente, os ratos tratados com acetamipride apresentavam lesões de alterações gordas no fígado, hemorragias nos rins, necrose de linfócitos e hiperplasia de células RE no baço e alterações hialinas nos músculos cardíacos.

Foram registados semanalmente o peso corporal e os sinais clínicos na toxicidade subaguda do acetamipride. Foi registada uma diminuição gradual significativa

($P \leq 0{,}05$) do ganho de peso corporal nos grupos II, III e IV a partir da 2nd semana.

Foram encontrados aumentos dependentes da dose nos pesos dos fígados dos ratos tratados com acetamipride. Verificou-se um aumento significativo ($P \leq 0{,}05$) nos pesos dos pulmões dos ratos pertencentes aos grupos IV em comparação com os ratos do grupo de controlo. O peso do baço diminuiu significativamente ($P \leq 0{,}05$) apenas nos ratos do grupo IV. Também foi observada uma diminuição do peso dos ovários em todos os grupos tratados, em comparação com os ratos do grupo de controlo.

O acetamipride diminuiu significativamente os valores médios da concentração de hemoglobina ($P \leq 0{,}01$) nos ratos do grupo II, a contagem total de eritrócitos ($P \leq 0{,}05$) nos ratos dos grupos III e IV e a contagem total de leucócitos ($P \leq 0{,}01$) nos ratos do grupo IV. Não teve efeito significativo no volume de células compactadas. Verificou-se uma diminuição significativa ($P \leq 0{,}05$) da concentração média de hemoglobina corpuscular nos ratos do grupo II em comparação com os ratos do grupo de controlo. Foram registados valores significativamente mais elevados ($P \leq 0{,}01$) do volume corpuscular médio nos ratos dos grupos III e IV em comparação com os ratos do grupo de controlo. A hemoglobina corpuscular média aumentou significativamente ($P \leq 0{,}05$) nos ratos do grupo III e do grupo IV em comparação com os ratos do grupo de controlo. A percentagem de neutrófilos foi significativamente ($P \leq 0{,}01$) superior nos ratos dos grupos III e IV, ao passo que a percentagem de linfócitos foi significativamente ($P \leq 0{,}01$) inferior nos ratos dos grupos II, III e IV, em comparação com os ratos do grupo de controlo. Não se registou uma variação significativa na contagem de monócitos, eosinófilos e basófilos em nenhum dos grupos experimentais.

Os parâmetros bioquímicos foram determinados no dia 28 para estudar o efeito do acetamipride sobre as enzimas e o metabolismo em ratos wistar fêmeas. Verificou-se que as amino transferases e fosfatases plasmáticas aumentaram significativamente ($P \leq 0{,}05$) em ratos tratados com acetamipride.

A proteína total e a albumina aumentaram significativamente ($P \leq 0{,}01$) nos ratos dos grupos III e IV em comparação com os ratos do grupo de controlo e o nível de creatinina foi significativamente ($P \leq 0,05$) mais elevado apenas nos ratos do grupo IV. O nível de glicose diminuiu significativamente ($P \leq 0,01$) nos ratos do grupo IV. O nível de cálcio diminuiu significativamente ($P \leq 0,01$) nos ratos do grupo II e do grupo IV e aumentou significativamente ($P \leq 0,01$) nos ratos do grupo III, em comparação com os ratos de controlo. O nível de cloreto aumentou significativamente ($P \leq 0,01$) nos ratos do grupo II e do grupo IV. Também se registou um aumento significativo ($P \leq 0,01$) dos níveis de Na nos ratos dos grupos III e IV em comparação com os ratos do grupo I. O nível de potássio nos ratos do grupo IV aumentou significativamente ($P \leq 0,01$). Verificou-se que o colesterol e o colesterol LDL diminuíram significativamente ($P \leq 0,01$) no dia 28, exceto nos ratos do grupo III.

Verificou-se que o nível de zinco (Zn) foi significativamente ($P \leq 0,05$) elevado para $17,38 \pm 0,37$ nos ratos do grupo IV em comparação com os ratos do grupo de controlo ($10,60 \pm 0,47$). Os níveis de cobre (Cu) aumentaram significativamente ($P \leq 0,05$) nos ratos dos grupos II, III e IV em comparação com os ratos do grupo de controlo. Registou-se um aumento significativo do nível plasmático de ferro (Fe) nos ratos dos grupos tratados com acetamipride e a elevação foi dependente da dose. Verificou-se que os resultados do nível plasmático de cobalto (Co) aumentaram em todos os ratos tratados com acetamipride no final da experiência. Verificou-se uma diminuição significativa ($P \leq 0,05$) dos níveis de molibdénio (Mo) plasmático em todos os ratos tratados com acetamipride, exceto nos ratos do grupo IV.

Verificou-se uma depressão significativa ($P \leq 0,05$) da CMI nos ratos tratados com acetamipride, medida pelo teste de sensibilização cutânea por contacto DNFB. A imunidade humoral também foi suprimida em ratos tratados com acetamipride, como demonstrado pelo título significativamente mais baixo de HA contra SRBC.

A gravidade das alterações no fígado foi dependente da dose. O fígado mostrou alterações gordurosas, citoplasma granular, aumento da eosinofilia e lise do hepatócito nos ratos tratados com acetamipride. Os efeitos do acetamipride nos pulmões de ratos wistar fêmeas também foram dependentes da dose. Registaram-se hemorragias graves, edema, espessamento dos septos alveolares, infiltração de células mononucleares nos brônquios e enfisema. A depleção de linfócitos do corpúsculo de Malpighi do baço foi observada em todos os ratos tratados com acetamipride. Verificou-se edema, hemorragia e necrose grave no músculo cardíaco dos ratos que receberam acetamipride. Foram observadas alterações degenerativas graves na trompa de Falópio, onde as pregas da mucosa regrediram significativamente e foram infiltradas com células mononucleares em ratos do grupo IV.

Conclusão

A administração de acetamipride (tanto em doses agudas como subagudas) causou alterações significativas no estado de saúde dos animais. O presente estudo permitiu retirar as seguintes conclusões.

1. A dose letal aproximada de acetamipride é de 506 mg/kg de peso corporal numa ratazana wistar fêmea.

2. As doses não tóxicas e tóxicas de acetamipride são de 25 e 200 mg/kg de peso corporal, respetivamente, em ratos wistar fêmeas.

3. A toxicidade subaguda do acetamipride em ratos wistar fêmeas produz uma redução significativa do aumento de peso.

4. O acetamipride suprime a medula óssea, provocando anemia hipocrómica macrocítica em ratos.

5. O aumento da atividade das amino transferases e fosfatases plasmáticas indica uma lesão tecidular generalizada na toxicidade dos pesticidas.

6. O acetamipird em doses sub-letais causou alterações no nível de microelementos (zinco, cobre, ferro, molibdénio e cobalto) levando a lesões celulares em vários órgãos.

7. A dose subletal de acetamipride suprimiu a CMI e a imunidade humoral em ratos wistar fêmeas.

8. O acetamipride causou hepatotoxicidade e nefrotoxicidade em ratos wistar fêmeas em doses subletais.

REFERÊNCIAS

Ahmed, N., Gupta, P. K. e george, K. C. 1989. Toxicidade subaguda da cipermetrina em ratos. J. Environ. Biol. 10: 309-317.

Allen, J. I. Kay, N. E. e McClain, C. J. 1981. Deficiência grave de zinco em humanos: Association with a reversible T-lymphocyte dysfunction. Ann. Int. Med. 95: 154-157.

Anil Kumar, K. M., John, N., Sushma, D. J., Kumar, S. e Rao, J. K. 1996. Haematological changes in albino rats under eldrin intoxication. Indian J. Comp. Anim. Physiol. 14(1): 63-66.

Arther, R. G., Atkins, C., Ciszewski, D. K., Davis, W. L., Ensley, S. M. e Settje, T. L. 2005a. Segurança da solução tópica de imidaclopride mais moxidectina aplicada a gatos fortemente infectados com vermes adultos (Dirofilaria immites). Parasitol. Res. 97(1): 70-75.

Arther, R. G., Bowman, D. D., Slone, R. L. e Travis, L. E. 2005b. Imidaclopride mais solução tópica de moxidectina para a prevenção da dirofilariose (Dirofilaria immites) em cães. Parasitol. Res. 97(1): 76-80.

Arther, R.G., Cunningham, J., Dorn, H., Everett, R., Herr, L.G. e Hopkins, T. 1997. Eficácia do imidaclopride na remoção e controlo de pulgas (Ctenocephalides felis) em cães. American J. Vet. Res. 58:848-850.

Ayub Shah, M. A. e Gupta, P. K. 1997. Estudo bioquímico-toxicológico da permetrina - um inseticida piretróide sintético em ratos. Indian J. Toxicol. 4(1): 57-60.

Bai, D., Lummis, S. C. R., Leicht, W., Breer, H. e Sattelle, D.B. 1991. Acções do imidaclopride e de um nitrometileno relacionado nos receptores colinérgicos de um neurónio motor de inseto identificado. Pestic. Sci. 33: 197204.

Bannerjee, B. D. e Hussain, Q. Z. 1986. Effect of sub-chronic endosulfan exposure on humoral and cell mediated immune response in albino rats. Arch. Toxicol. 59: 279-284.

Bannerjee, B. D., Pasha, S. T., Hussain, Q. Z., Koner, B. C. e Ray, A. A. 1998. Avaliação comparativa da imunotoxicidade do malatião após exposição subcrónica em animais experimentais. Indian J. Exp. Biol. 36(3): 273-282.

Benjamin, M. M. 1978. Outline of Veterinary Clinical Pathology. 3rd Edition. The Iowa State University Press, Iowa, EUA.

Berny, P. J., Buronfosse, F., Videmann, B. e Buronfosse, T. S. O. 1999. Avaliação da toxicidade do imidaclopride em aves selvagens. Um novo método de cromatografia em camada fina de alta resolução (HPTLC) para a análise de amostras de fígado e de culturas em casos suspeitos de envenenamento. J. of Liquid Chromatography and Related Tech. 22: 1547-1559.

Bethke, James A., Matthew, J. Blua, e Richard, A. Redak. 2001. Effect of selected insecticides on Homalodisca coagulata (Homoptera: Cicadellidae) and transmission of oleander leaf scorch in a greenhouse study. J. Econ. Entomol. 94: 1031-1036.

Bhelonde, J. J. 2001. Estudos toxicopatológicos sobre o danitol (fenpropatrina 10% CE) em ratos. Tese de mestrado apresentada a Indira Gandhi Krishi

Vishwaviyalaya, Raipur, Chhattisgarh.

Bhelonde, J. J. e Ghosh, R. C. 2004. Efeito da toxicidade subcrónica da fenpropatrina no consumo de ração e no ganho de peso corporal em ratos. Indian Vet. J. 81: 644-646.

Bhilegaonkar, D. M., Despande, B. B., Degloorkar, N. M., Moregaonkar, S. D., Valdamudi, V.P. e Rajkumar, S. R.1995. Estudos hematobioquímicos sobre a toxicidade subaguda do benfuracarbe em ratos. Ind. J. Vet. Pathol. 19(1): 15-18.

Black, W. D., Valli, V. E., Claxton, M. J. e Marcean-Day, M. L. 1979. The effects of subchronic feeding of the organophosphate famphur to rats. Toxicol. Appl. Pharmacol. 50: 167-170.

Bond, R. 2004. Pulgas em cães e gatos e monitorização da suscetibilidade ao imidaclopride. Dermatoses infecciosas e parasitárias. Actas do Simpósio da Bayer na WCVD5, Viena, Áustria.15-22.

Brar, R. S., Sandhu, H. S. e Singh, A. 2002. Water, Electrolyte and acid base balance (Água, eletrólito e equilíbrio ácido-base). In: Veterinary Clinical Diagnosis by Laboratory Methods. 1st Edn. Kalyani Publishers. Ludhiana. pp-115-123.

Breer, H. 1988. Receptors for acethylcholine in the nervous system of insects, In: G.G., Lund (ed.), Neurotox 88 Molecular basis of drug and pesticide action. Excerpta Medica Amsterdam. 301-309.

Brewer, N. R. 1987. Metabolismo comparativo do cobre. J. Am. Vet. Med. Assoc.190: 654-658

Buchholz, A. e R. Nauen. 2001. Translocação e biodisponibilidade translaminar de dois insecticidas neonicotinóides após aplicação foliar em couve e algodão. Pest. Manag. Sci. 58: 10-16.

Casale, G. P., Steven, D. C. e Richard, A. D. 1984. Supressão da imunidade humoral induzida pelo paratião em ratos de raça pura. Toxicol. Lett. 23: 239-248.

Casida, J. E. e Quistad, G. B. 1998. Idade de ouro da investigação sobre insecticidas: passado, presente ou futuro? Annu. Rev. Entomol. 43: 1-16.

Cha, S. W., Gu, H. K., Lee, K. P., Lee, M. H., Han, S. S. e Jeong, T. C. 2000. Imunotxicidade do carbamato de etilo em ratinhos BALB/c fêmeas: papel da esterase e do citocromo P-450. Toxicol. Lett. 115: 173-181.

Chauhan, R. S. 2003. Reação autoimune induzida por pesticidas em animais e no homem. In: Simpósio nacional sobre 'Basic pathology and Animal Diseases- A Need for Fresh Approach in Indian Scenario' e conferência anual da associação indiana de patologistas veterinários. 12-14 de novembro, Jabalpur, Índia. pp. 16-23.

Choudhary, N. e Joshi, S. C. 2002. Effect of short term endosulfan on haematology and serum analysis of male rat. Indian J. Toxicol. 9(2): 83-87.

Choudhary, N., Sharma, M., Verma, P. e Joshi, S. C. 2003. Hepato e nefrotoxicidade em ratos expostos ao endosulfan. J. Environ. Biol. 24(3): 305-308.

Clifford, J. I. e Rees, K. R. 1967. The action of aflatoxin B1 on the rat liver. Biochemistry journal. 102: 65-75.

Cohn, C. e Kaplan, A. 1971. Química clínica do sangue. In: Textbook of clinical pathology, 8th edn. (Eds: Miller, S. E. e Weller, J.M.) The Williams and Wilkins Company, Bultimore, EUA. pp. 235-280.

Coles, E. M. 1986. Veterinary Clinical Pathology. 4th Edn. W.B. Saunders Company. West Washington Square, Philadelphia.

Cornelius, C. E. 1989. Função hepática. In: Clinical Biochemistry of Domestic animals. (Ed: Kaneko, J. J.). Academic Press Inc. San Diego. pp. 364-397.

Cox, C. (2001). Ficha de informação sobre insecticidas. Imidaclopride. J. Pesticide Reform. 21(1):15-21.

Culling, C. F. A. 1963. Handbook of histopathological and histochemical techniques (Manual de técnicas histopatológicas e histoquímicas). 3rd edition. Butter Worths and Co. (publishers), Ltd., Londres.

Deger, Y., Sahin, A., Dede, S., Kilicalp, D. e Cemek, M. 2004. Efeitos da *Nigella sativa* e da vitamina E + Se em ratos tratados com CCl_4 . Indian Vet. J. 81: 647-649.

Desai, I., Doobronyi, I. e Vaga, L. 1986. Estudos imuno-neuro e toxicológicos gerais em animais sobre um piretróide sintético: cipermetrina. Ecotoxicol. Segurança. Safety. 12: 220-232.

Dewar, A. M. 1992. Efeitos do imidaclopride nos afídeos e no vírus do amarelo da beterraba sacarina. Pflanzenschutz-Nachrichten Bayer. 45: 423442.

Dewar, A. M. e Read, L. A. 1990. Avaliação de um tratamento inseticida de sementes, imidaclopride, para o controlo de afídeos na beterraba sacarina. In: Proc. Brighton Crop Protection Conf. Conselho Britânico de Proteção das Culturas,

Farnham, Reino Unido. pp. 29-36.

Dinman, B. D., Hamdi, E. A., Fox, C. F. e Frazola, W. J. 1963. Toxicidade do tetracloreto de carbono: alterações hepato-estruturais e enzimáticas. Arch. Environ. Health. 7: 630-646.

Duncan, J. R., Prasse, K. W. e Mahaffey, E. A. 1994. Vet. Lab. Med. (Clin. Path.). 3rd eds. Iowa State University Press. Iowa.

Ecobichon, D. J. 1995. Toxic effects of Pesticides, Casserettes and Doull's Toxicology, 5th Edn. pp. 643-690.

Edwards, P. A. 1991. In: Biochemistry of lipids, lipoproteins and membranes (D. E. Vance e J. Vance, eds). Elsevier, Nova Iorque. pp 383-401.

Eissa, O. S. 2004. Efeito protetor da vitamina C e da glutationa contra as alterações histopatológicas induzidas pelo imidaclopride no fígado e no testículo de codornizes japonesas. Jornal Egípcio de Medicina Hospitalar. 16: 39-54.

Elbert, A. e Nauen, R. 2000. Resistência de Bemisia tabaci (Homoptera: Aleyrodidae) a insecticidas no sul de Espanha, com especial referência aos neonicotinóides. Pest. Manage. Sci. 56: 60-64.

Elbert, A., Buchholz, A., Ebbinghaus-Kintscher, U., Erdelen, C., Nauen, R. e Schnorbach, H. J. 2001. O perfil biológico do tiaclopride - Um novo inseticida cloronicotinílico. Pflanzenschutz-Nachrichten Bayer. 54: 185-208.

Erdem, T. L., Ozcan, I., Sermet, B., Balkaya, M. C. e Ozcan, M. 2006. Alterações hematológicas e bioquímicas causadas pelo lítio em ratos. Ind. Vet. J. 83: 610-613.

Faith, R. E., Luster, M. I. e Vos, L. G. 1980. Effect of immunocompetence by chemicals of environmental concern. Rev. Biochem. Toxicol. 2: 173- 212.

Fan, F., Wierda, D. e Rozman, K. K. 1996. Efeitos da 2,3,7,8- tetraclorodibenzo-p-dioxina na imunidade humoral e mediada por células em ratos Sprague-Dawley. Toxicol. 106(1): 221-228.

Fettman, M. 2001. Oligoelementos e nutrientes diversos. In: Farmacologia e terapêutica veterinária. 8th edn. Editado por H. Richard Adams. Iowa state university press. Iowa. 744-782.

Filazi, A., Sireli, M. e Kalkan, F. 2003. A influência do amitraz nos parâmetros bioquímicos em ratos. Hum. Exp. Toxicol. 22(2): 99-101.

Forman, H. J. e Thomas, M. J. 1986. Produção de oxidantes e atividade bactericida em fagócitos. Annu. Rev. Physiol. 48: 669.

Fourie, L. J. e Heine, J. 2005. Avaliação da eficácia do Advocate^{R} (Imidacloporid 10% e Moxidectin 2,5%) spot-on para o tratamento da demodecose generalizada em cães. Actas do 6th Bayer Symposium, Congresso da BSAVA, Birmingham, Reino Unido. pp 32-36.

Fournier, M., Friborg, J., Girard, D., Mansour, S. e Krzystyniak, K. 1992. Potencial imunotóxico limitado da formulação técnica do herbicida atrazina (AAtrex) em ratos. Toxicol. Lett. 60: 263-274.

Fraker, P. J., Haas, S. M. e Luecke, R. W. 1977. Effect of zinc deficiency on the immune response of the young adult A/J mouse. J. Nutr. 107: 1889-1895.

Fraker, P. J., Zwickl, C. M. e Luecke, R. W. 1982. Hipersensibilidade de tipo retardado em ratos adultos com deficiência de zinco: Impairment and restoration of responsivity to dinitrofluorobenzene. J. Nutr. 112: 309-313.

Frost, P., Rabbani, P., Smith, J. e Prasad, A. 1981. Cito toxicidade mediada por células e crescimento tumoral em ratos com deficiência de zinco. Proc. Soc. Exptl. Biol. Med. 167: 333-337.

Galloway, T. e Handy, R. 2003. Immunotoxicity of organophosphorus pesticide (Imunotoxicidade do pesticida organofosforado). Ecotoxicol. 12: 325-363.

Garg, S. K., Rastogi, S. K., Gupta, V. K. e Varshneya, C. 1992. Toxicological profile of fluvalinate- a synthetic pyrithroid. Jornal indiano de farmacologia. 24: 154- 157.

Garg, U.K., Pal, A.K., Jha, G.J. e Jadhao, S.B. 2004. Haemato- biochemical and immuno-pathophysiological effects of chronic toxicity with synthetic pyrethroid, organophosphate and chlorinated pesticides in broiler chicks. Int. Immunopharmacol. 4:1709-1722.

Gatne, M. M., Ramesh, Bhoir, P. S. e Deore, M. D. 2006. Estudos de imunotoxicidade do imidaclopride em ratos. Toxicol. Int. 13(2): 89-92.

Gautam, V. e Shrivastava, V. K. 2006. Dichlorovos induced changes in enzyme activities in testis and adrenal glands of male *Mus muculus.* Asian J. of Bio Sci. 1(2): 24-25.

Genchi, C., Traldi, G. e Bianciardi, P. 2000. Eficácia do imidaclopride em cães e gatos com infestações naturais de pulgas, com especial ênfase na hipersensibilidade às pulgas. Vet. Therapeutics. 1(2): 71-80.

Ghosh, R. C. e Chauhan, H. V. S. 1991. Supressão da imunidade humoral pela aflatoxina B purificada1 em frangos de corte. Indian journal of animal science. 61(1): 19-23.

Godfrey, D. R. 1999. Dermatose e sinais sistémicos associados num gato com timoma e recentemente tratado com uma preparação de imidaclopride. J. Small Anim. Pract. 40(7): 333-337.

Gold Fisher, S., Esser, E. e Novikoft, A. B. 1964. A localização das actividades da fosfatase ao nível da ultraestrutura. J. Histochem. Cytochem. 12: 72-95.

Gowda, H., Uppal, R. P. e Garg, B. D. 1983. Effect of malathion on adrenal activity, liver glycogen and blood glucose in rats. Indian J. Med. Res. 78: 847-851.

Gowda, H., Uppal, R. P. e Garg, B. D. 1984. Effect of malathion on blood glucose, liver glycogen, plasma corticosterone and electrolytes concentrations and eosinophil count in adrenalectomized rats. Current Sci. 53: 530-532.

Gowda, H., Uppal, R. P. e Garg, B. D. 1985. Effect of malathion on blood glucose, liver glycogen, plasma corticosterone and electrolytes concentrations and eosinophil count in adrenal demedullated rats. Current Sci. 54: 269-271.

Guilhermino, L., Soares, A. M. V. M., Carvalho, A. P. e Lopes, M. C. 1998. Efeito da exposição ao cádmio e ao paratião na heamatologia e bioquímica sanguínea de ratos machos adultos. Bula. Environ. Cont. Toxicol. 60: 52-59.

Gupta, P. K. e Chandra, S. V. 1977. Toxicidade do Endosulfan após administração oral repetida a ratos. Bull. Environ. Contam. Toxicol. (Arquivo Histórico). 18: 378-384.

Gupta, R. P. e Verma, P. C. 1998. Effect of gentamicin administration on certain clinico-pathological and mineral studies in guinea pigs. Indian Journal of veterinary pathology. 22(2): 123-126.

Guraya, S. S. e Sindhu, K. S. 1975. Localização histoquímica de enzimas hidrolíticas em espermatozóides de búfalo. Ata. Histochem. B. 54: 307-312.

Hagimori, I., Machida, H., Goi, R. e Mencke, N. 2005. Eficácia de combinações de imidaclopride/permetrina e fipronil/(S) metopreno contra carraças Haemophysalis longicornis avaliadas em condições in vitro e in vivo. Parasitol. Res. 97(1): 120-126.

Hajoui, O., Flipo, D., Mansour, S., Fournier, M. e Krzystyniak, K. 1992. Imunotoxicidade da exposição subcrónica versus crónica ao aldicarbe em ratos. Int. J. Immunopharmacol. 14: 1203-1211.

Hardman, G. L., Limbird, L. E., Molinoff, P. B., Ruddon, R. W. e Gilman, A. G. 1996. Goodman and Gilman's The pharmacological basis of therapeutics. 9th edn. McGraw-Hill, Nova Iorque.

Harsh Mohan, 1998. Livro de texto de patologia, 3rd edn. Jaypee brothers' medical publishers (P) Lvt. Nova Deli.

Hassan, A. A., El-Khalili, M. M., Hussein, N. G. e Kido, R. 1995. Alterações no perfil lipídico sérico e nas esterases de ratos após doses diárias subletais de dimetoato. J Egypt Public Health Assoc. 70(3-4): 431-47.

Hassan, G. A., Salem, M. H., Abd-Allah, G. A., Saker, N. e Abd-Elezz, Zahraa. 1988. Effect of organophosphorus (Dimethoate) and pyretroid(Decamethrin) pesticide on plasma levels of cortisol and thyroxine and on some haematological characteristics in growing male rabbits. Indian J. Anim. Sci. 58(12): 1395-1401.

Hassanein, T. 2004. Disfunção mitocondrial na doença hepática e no transplante de órgãos. Mitochondrion 4: 609-620.

Hayes, A.W. 2001. In: Principles and Methods of Toxicology, 4th edition, Taylor and Francis, Philadelphia.

Haynes, R. C. J. e Murad, F. 1985. Hormona adrenocorticotrópica, esteróides adrenocorticais e seus análogos sintéticos; inibidores da biossíntese de esteróides adrenocorticais. The Pharmacological basis of Therapeutics. 9th Edn. (Gilman, A. G. Goodman, L. S., Rall, T. W. e Murad, F.). MacMillan Publishing Co., Inc. Nova Iorque. pp. 1459-1489.

He, J., Chen, J. F., Liu, R., Song, L., Chang, H. C. e Wang, X. R. 2006. Fenvalerate-induced alterations in calcium homeostasis in rat ovary. Biomed Environ Sci. 19(1): 15-20.

Heine, J., Kreiger, K., Dumont, P. e Hellman, K. 2005. Avaliação da eficácia e segurança do imidaclopride 10% mais moxidectina 2,5% no tratamento da demodecose generalizada em cães: resultados de um estudo de campo europeu. Parasitol. Res. 97(1): 89-96.

Hend, R.W. e Butterworth, S.T.G. 1976. Estudos de toxicidade sobre o inseticida WL43467: um estudo de alimentação de três meses em ratos. sittingbourne. Shell Research (TLGR.0027.76). Relatório não publicado.

Hiromori, T., Hosokawa, S., Okuno, Y., Seki, T., Suzuki, T. e Miyamoto, J. 1982. Toxicidade em mamíferos de um isómero de ftaletrina (neophynamin Forte).

Farmacometria. 24: 179-201.

Hoffman, G. M. 2000. Um estudo de toxicidade por inalação nasal de 4 semanas em ratos com acefato técnico. Relatório n.º 99-6124 da Huntingdon Life Sciences, East Millstone, New Jersey, EUA. Submetido à OMS pela Valent USA Corp., Walnut Creek, Califórnia, EUA.

Hogg, J. C. 1987. Neutrophil kinetics and lung injury (Cinética dos neutrófilos e lesão pulmonar). Physiol. Rev. 67: 1249.

Hudson, L. e Hay, F. C. 1989. Practical immunology. 3rd Edn. K. M. Verghese Co., Nova Deli.

Métodos da Federação Internacional de Química Clínica e Medicina Laboratorial para a medição das concentrações catalíticas de enzimas. 1986. J. Clin. Chem. Clin Biochem. 24: 481.

Iwata, K. e I. Takase. 1993. Admire® - um novo inseticida sistémico. Agrochemicals Japan. 63: 15-17.

Jacobs, D. E. Hutchinson, M. J., Stanneck, D. e Mencke, N. 2001. Acumulação e persistência da atividade larvicida das pulgas no ambiente imediato dos gatos tratados com imidaclopride. Med. Vet. Entomol. 15: 342-345.

Jacobs, D. E., Hutchinson, M. J. e Ewald-Hamm, D. 2000. Inibição do desenvolvimento de Ctenocephalides felis felis imaturos (Siphonoptera: Pulicidae) no ambiente imediato de gatos tratados com imidaclopride. J. Med. Entomol. 37(2): 228-230.

Jain, N. C. 1986. Schalm's Veterinary Hematology, 4th Edn. Lea and Febiger, 600

Washington Square, Philadelphia, PA 19106-4198, EUA.

Kacmar, P., Pistl, J. e Mikula, I. 1999. Immunotoxicology and Veterinary Medicine. Ata Vet. 68: 57-79.

Kagabu, S. 1997. Inseticidas cloronicotinílicos - descoberta, aplicação e perspetiva futura. Rev. Toxicol. 1: 75-129.

Kaioumova, D., Kaioumov, F., Opelz, G. e Susal, C. 2001. Efeitos tóxicos do herbicida ácido 2, 4-dicloro fenoxiacético nos órgãos linfóides do rato. Chemosphere. 43: 801-805.

Kaneko, J. J. 1980. Bioquímica clínica dos animais domésticos. 3rd Edn. Orlando, Flórida, American Press.

Kaneko, J. J., Harvey, J. W. e Bruss, M. L. 1999. Função renal. In: clinical biochemistry of domestic animals 5th edition. Harcourt Brace and company Asia, pvt. limited. Imprensa académica. Singapura. pp 458-459.

Kannan, K. 1983. Estudos sobre a avaliação imunotoxicológica do endosulfan em roedores. Tese de doutoramento apresentada à Universidade JNK VV, Nova Deli.

Karabay, N. U. e Oguz, M. G. 2005. Efeitos citogenéticos e genotóxicos dos insecticidas imidaclopride e metamidohos. Genet. Mol. Res. 4(4): 653-662.

Kashiwada, Y. 1996. Bestguard® (nitenpyram, TI-304) - um novo inseticida sistémico. Agrochemicals Japan No. 68: 18-19.

Kaur, A. e Sandhu, H. S. 2006. Dermal toxicity of alphamethrin and fenvalerate in cross bredred cow calves. Indian Vet. J. 83: 25-28.

Kaur, B., Kaur, R. e Sandhu, H. S. 2003. Toxicidade oral subaguda do amitraz em vitelos cruzados - Efeito em alguns parâmetros hematológicos. Toxicol. Int. 10(1): 51-54.

Kaur, B., Sandhu, H. S. e Kaur, R. 2006. Toxic effects of subacute oral exposure of imidacloprid on biochemical parameters in crossbred cow calves. Toxicol. Int. 13(1): 43-47.

Kaur, H., Srivastava, A. K., Garg, S. K. e Prakash, D. 2000. Subacute oral toxicity of chlorpyriphos in goats with particular reference to blood biochemical and patho-morphological alteration. Indian J. Toxicol. 7(2): 83-90.

Kaushal, V., Sharma, S., Brar, A. P. S. e Soni, G. 2007. NDEA induced oxidative stress in albino rats-impact of dietary protein level. Toxicol. Int. 14(1): 33-39.

Kerkvliet, N. I., Steppan, L. B. e Schmitz, J. A. 1982. Immunotoxicity of pentachlorophenol (PCP): Increased susceptibility to tumor growth in adult mice fed technical PCP contaminated diets. Toxicol. Appl. Pharmacol. 62: 55-64.

Khurana, R. e Chauhan, R. S. 2000. Efeitos imunopatológicos do fenvalarato na resposta imunitária mediada por células em ovinos. J. Immunol. Immunopathol. 2: 56-59.

Khurana, R. e Chauhan, R. S. 1999. Efeitos imunopatológicos do lindano na resposta imunitária humoral em ovinos. J. Immunol. Immunopathol. 2: 67-70.

Khurana, R. e Chauhan, R. S. 2003. Efeitos imunopatológicos do monocrotofos na resposta imunitária humoral em ovinos. J. Immunol. Immunopathol. 5(1): 54-56.

Khurana, R., Mahipal, S. K e Chauhan, R. S. 1997. Resposta imunitária humoral em ovelhas alimentadas com carbofurano. Indian J. Toxicol. 4: 78-81.

Khurana, R., Mahipal, S. K. e Chauhan, R. S. 1998. Efeito do carbofurano na imunidade mediada por células em ovinos. Indian J. Toxicol. 5(2): 16.

Kidd, H. e D. James. 1994. Agrochemicals Handbook. Terceira edição. Royal Society of Chemistry. Cambridge, Inglaterra.

Kimball, S. R., Chen, S. J., Risica, R., Jefferson, L. S. e LeureduPree, A. E. 1995. Effects of Zinc deficiency on protein synthesis and expression of specific mRNAs in rat liver. Metabolism. 44: 126-133.

Klimpel, S., Melhorn, H., Heukelbach, J., Feldmeier, H. e Mencke, N. 2005. Ensaio de campo da eficácia de uma combinação de imidaclopride e permetrina contra Tunga penetrans (pulga-da-areia) em cães no Brasil. Parasitol. Res. 97(1): 113-119.

Knaust, H. J. e Poehling, H. M. 1992. Effect of imidacloprid on cereal aphids and their efficiency as vectors of BYD virus. PflanzenschutzNachrichten Bayer 45: 381-408.

Koller, L. D., Exon, J. H. e Roan, J.G. 1976. Vigilância imunológica e toxicidade em ratos expostos ao pesticida organofosforado, leptofos. Environ. Res. 12:238-242.

Kreiger, K., Heine, J., Dumont, P. e Hellman, K. 2005. Eficácia e segurança do imidaclopride 10% mais moxidectina 2,5% spot-on no tratamento da sarna sarcóptica e da octacariose em cães: resultados de um estudo de campo europeu. Parasitol. Res. 97(1): 81-88.

Krishnappa, H., Honnegowda, Jaykumar, K., Suresh, T. P. e Narayana, K. 2000a.

Effect of lamda cyhalothrin, a pyrethroid insecticide on feed consumption and body weight gain in male and female rats. Indian Vet. J. 77: 1006-1007.

Krishnappa, H., Honnegowda, Jayakumar, K., Suresh, T. P.e Narayana, K. 2000b. Efeito da lambda-cialotrina, um inseticida piretróide, nos parâmetros bioquímicos de ratos machos. Indian J. Toxicol. 7(2): 91-94.

Krishnappa, H., Honnegowda, Jaykumar, K., Suresh, T. P. e Narayana, K. 2001. Toxicidade para os órgãos de ratos fêmeas de lamda cyhalothrininin. Indian Vet. J. 78: 689-691.

Kumar, H. S. A., Kalakumar, B. e Reddy, K. S. 2002. Estudos de toxicidade aguda do óleo de sementes de anona em ratos. Indian Vet. J. 79: 118-121.

Kumar, R., Singhal, L. K., Singh, B. P. e Chauhan, R. S. 2002. Efeito do butacloro na imunidade mediada por células em galinhas. J. Immunol. Immunopathol. 4(1): 84-87.

Kumar, V., Abbas, A. K. e Fausto, N. 2006. Cellular adaptation, cell injury and cell death. In: Robin and cotran's Pathologic basis of disease. 7th Edn. Reed elsevier India pvt. Ltd. Nova Deli. pp 35- 36.

Kurkure N. V., Bhandarkar, A. G., Joshi, M. V., Sadekar, R. D. e Bhagwat, S. S. 1993. Immunosuppressive and histotoxic effects of endosulphan in chicks. Indian J. Ani. Sci. 63: 1258-1260.

Senhoras, G. S., Smith, C., Heaps, K. e Loveless, S. E. 1994. Evaluation of the humoral immune response of CD rats following a two week exposure to the pesticide carbaryl by the oral dermal or inhalational routes. J. Toxicol. Environ.

Health. 42: 143-156.

LaFarge, C. e Frayssinet, C. 1970. A reversibilidade da inibição da síntese de ARN e ADN induzida pela aflatoxina no fígado de ratos. Uma tentativa de explicação para o mecanismo carcinogénico. Revista Internacional do Cancro. 6: 74-83.

Lind, R. J., Clough, M. S., Earley, F. G. P., Wonnacott, S. e Reynolds, S. E. 1999. Characterisation of multiple a-bungarotoxin binding sites in the aphid Myzus persicae (Hemiptera: Aphididae). Insect Biochem. Mol. Biol. 29: 979-988.

Liu, M. Y. e Casida, J. E. 1993. Ligação de alta afinidade de [3H] imidaclopride no recetor de acetilcolina de insectos. Pestic. Biochem. Physiol. 46: 40-46.

Liu, M. Y., Lanford, J. e Casida, J. E. 1993. Revelance of [3H] imidacloprid binding site in house fly head acetylcholine recetor to insecticidal activity of 2-nitromethylene- and 2-nitroimino- imidazolidines. Pestic. Biochem. Physiol. 46: 200-206.

Lobel, B. L. e Levy, E. 1968. Correlatos enzimáticos do desenvolvimento, função secretária e regressão do folículo e dos corpos lúteos na ovulação bovina. Ata. Endocrinol. Suppl. 59: 1-5.

Loomis, T. A. 1978. Essencial de toxicologia. 3rd Edn. Lea & Fihger, Philadelphia.

Luecke, R. W. e Fraker, P. J. 1979. The effect of varying dietary zinc levels on growth and antibody mediated response in two strains of mice. J. Nutr. 109: 1373-1376.

Luecke, R. W., Simonel, C. E. e Fraker, P. J. 1978. The effect of restricted dietary intake on the antibody mediated response of zinc deficient A/J mouse. J. Nutr. 108:

881-887.

Lukowicz-Ratajczak, J. e Krechniak, J. 1992. Efeitos da deltametrina no sistema imunitário dos ratos. Environ. Res. 59(2): 467-475.

Luty, S., Latuszynska, J., Obuchowska-Przebirowska, D., Tokarska, M. e Haratym-Maj, A. 2000. Toxicidade subaguda da alfa cipermetrina aplicada oralmente em ratos suíços. Ann. Agric. Environ. Med. 7: 3341.

Majumder, S., Chakraborty, A. K., Bhattacharya, A., Mandal, T. K. e Basak, D. K. 1997. Effect of short term dermal toxicity of fenvalerate on residue, cell architecture and biochemical profiles in broiler chickens. Indian J. Exp. Biol. 35: 162-167.

Malpe, N. D., Phadnaik, B. S., Sadekar, R. D. e Bhandarkar, A. G. 1996. Estudos de toxicidade aguda da deltametrina em ratos. Indian Veterinary Journal 73(2): 217-219.

Manna, S., Bhattacharya, D., Mandal, T. K. e Das, S. 2005. Toxicidade de dose repetida de deltamethirn em ratos. Indian J. Pharmacol. 37(3): 161-164.

Manna, S., Bhattacharyya, D., Basak, D. K. e Mandal, T. K. 2004a. Estudo de toxicidade de dose oral única de a-cipermetrina em ratos. Indian J Pharmacol. 36(1): 25-28.

Manna, S., Bhattacharya, D., Mandal, T. K. e Das, S. 2004b. Toxicidade de dose repetida de a-cipermetrina em ratos. J. Vet. Sci. 5(3): 241-245.

Mason, G., Rancati, M. e Bosco, D. 2000. O efeito do tiametoxame, um inseticida neonicotinóide de segunda geração, na prevenção da transmissão do geminivírus do enrolamento amarelo das folhas do tomateiro (TYLCV) pela mosca branca Bemisia tabaci (Gennadius). Crop Prot. 19: 473-479.

Matsuda, M. e H. Takahashi. 1996. Mospilan® (acetamipride, NI-25) - um novo inseticida sistémico. Agrochemicals Japan No. 68:20-21.

Matur, E., Cirakh, Z. T., Ozcan, M. e Kadikoylu, C. 2004. Exame da bioatividade da planta Helleborus orientalis em ratos. Efeitos em alguns parâmetros séricos. Indian Vet. J. 81: 387-391.

McMurray, W. e Gowenlock, A. H. 2002. Vitaminas. In: Varley's practical clinical biochemistry. 6th Edn. (Editado por Alan H Gowenlock). CBS Publishers & Distributors, New Delhi. pp. 894930.

Meister, R.T. 1995. Farm chemicals handbook '95. Meister Publishing Company. Willoughby, OH.

Melhorn, H., Mencke, N. e Hansen, O. 1999. Effect of imidacloprid on adult and larva stages of the flea Ctenocephalides felis after in vivo and in vitro application: a light and electron microscopy study. Parasitol. Res. 85: 625-637.

Mencke, N., Larsen, K. S. e Sigurosson, H. 2005. Avaliação dermatológica e parasitológica de infestações por piolhos mastigadores (Werneckiella equi) em cavalos e tratamento com imidaclopride. Parasitol. Res. 97: 7-12.

Mencke, N., Larsen, K. S., Eydal, M. e Sigurosson, H. 2004. Infestação natural de piolhos mastigadores (Werneckiella equi) em cavalos e tratamento com imidaclopride e foxima. Parasitol. Res. 94: 367370.

Mishra, Mukta e Kuswah, H. S. 2007a. Alterações hematológicas em ratos albinos expostos a monocrotofos. Indian. Vet. J. 84: 750-751.

Mishra, M. e Kuswah H. S. 2007b. Alterações bioquímicas em ratos albinos expostos a monocrotofos. Indian Vet. J. 84: 814-817.

Mohamed, O. S. A. e Adam, S. E. I. 1990. Toxicidade da sumicidina (fenvalerato) em cabras núbias. Jouranal of comparative pathology. 102(4): 1- 6.

Mohamed, O. S. A., Ahmed, K. E., Adam, S. E. I. e Idris, O. F. 1995. Toxicidade do Cotoran (Fluometuron) em ovinos do deserto. Vet. Human Toxicol. 37(3): 214-216.

Mondal, T. K., Bhattacharya, A., Chakraborty, A. K. e Basak, D. K. 1992. Deposition kinetics, cytotoxicity and resdues of fenalerate in tissues following oral administration to goats. Pestic. Sci. 35: 201207.

Nagasue, N., Kolno, H., Chang, V. C. e Nakamura, T. 1989. Oncology. 46: 293(Como citado por Deger, Y., Sahin, A., Dede, S., Kilicalp, D. e Cemek, M. 2004. Efeitos da nigella sativa e da vitamina E + Se em ratos tratados com CCl_4 . Indian Vet. J. 81:647-649).

Naqvi, S. M. e Vaishnavi, C. 1993. Potencial de bioacumulação e toxicidade do inseticida endosulfan para animais não visados. Comp Biochem Physiol C. 105(3): 347-61.

Conselho Nacional de Investigação. 1980. Mineral tolerance of animals. Washington DC: Academia Nacional de Ciências - Conselho Nacional de Investigação.

Natwick, Eric T. 2001. Comparação de insecticidas neonicotinóides com piretróides para controlar a mosca branca no algodão. Em Proc. Beltwide Cotton Conf., 9-13 de janeiro de 2001, Anaheim, CA. Conselho Nacional do Algodão. Am., Memphis, TN. pp. 802-803.

Nauen, R., Strobel, J., Tietjen, K., Otsu, Y., Erdelen, C. e Elbert, A. 1996. Atividade aficida do imidaclopride contra uma estirpe de Myzus persicae (Homoptera:Aphididae) que se alimenta de tabaco no Japão, estreitamente relacionada com Myzus nicotianae e altamente resistente a carbamatos e organofosforados. Bull. Entomol. Res. 86: 165-171.

Nauen, R., U. Ebbinghaus-Kintscher, A. Elbert, P. Jeschke, e K. Tietjen. 2001. Acetylcholine Receptors as sites for developing neonicotinoid insecticides. Em: Ishaaya, I. (ed.), Biochemical sites important in insecticide action and resistance. SpringerVerlag, Berlim, Heidelberg, Nova Iorque. pp 77-105.

Neishabouri, E. Z., Hassan, Z. M., Azizi, E. e Ostad, S. N. 2004. Avaliação da imunotoxicidade induzida pelo diazinão em ratinhos C57bl/6. Toxicol. 196(3): 173-179.

Oser, B. L. 1976. Hawk's physiological chemistry. McGraw - Hill Book Company, Nova Iorque. Londres.

Pande, H. B., Moregaonkar, S. D., Degloorkar, N. M., Valdamudi, V. P. e Rajkumar, S. R. 1994. Patologia da toxicidade subaguda do oncol (benfuracarb) em galinhas. Ind. J. Vet. Pathol. 18(2): 151153.

Parker, G. M., McGullough, G. B., Gellatly, J. B. e Johnston, G. D. 1983. Avaliação toxicológica e carcinogénica do fenvalerato no rato B6C3F1. Fundam.

Appl. Toxicol. 3: 114-120.

Parrish, M.D., Ayad, H. e Holmes, K. 2001. Atividade ovicida do acetamipride (inseticida Assail™ marca 70WP) em pragas económicas do algodão, 904-906. Em Proc. Beltwide Cotton Conf., 9-13 de janeiro de 2001, Anaheim, CA. Conselho Nacional do Algodão. Am., Memphis, TN.

Patel, B. J. 1996. Estudos clínico-patológicos e imunológicos sobre a toxicidade da cipermetrina em vitelos e animais de laboratório. Tese de doutoramento apresentada à Universidade G. B. Pant de Agricultura e Tecnologia, Pantnagar (U. P.)

Patel, B. J., Singh, S. P. e Joshi, D. V. 1998. Hypercholesterolemia in experimental cypermethrin toxicity in cross bredred calves. Intas Polivet. 1(1): 85-86.

Patel, B. J., Singh, S. P., Sharma, L. D. e Joshi, D.V. 1996. Imunossupressão in vivo pela toxicidade da cipermetrina em vitelos cruzados. Indian J. Toxicol. 3(2): 1-7.

Paul, W. E. 1993. Doenças infecciosas e o sistema imunitário. Sci. Am. 90.

Pekarek, R. S., Powanda, M. C. e Wannemacher, R. W. 1972. O efeito do mediador endógeno leucocitário (LEM) na concentração sérica de cobre e ceruloplasmina no rato. Proc. Soc. Exptl. Biol Med. 141: 1029-1031.

Pekarek, R. S., Sandstead, H. H., Jacob, R. A. e Barcome, D. F. 1979. Respostas imunes celulares anormais durante a deficiência de zinco adquirida. Am. J. Clin. Nutr. 32: 1466-1471.

Pennington, R. J. 1971. Aspeto bioquímico das doenças musculares. Ad. Clin.

Chem. 14: 409.

Phanuphak, P., Moorhead, J. W. e Claman, H. N. 1974. Tolerância e sensibilidade de contacto ao DNFB em ratos. Deteção in vivo por edema do ouvido e correlação com a estimulação celular in vitro. J. Immunol. 112: 115-123.

Piramanayagam, S. e Monohar, B. M. 2002. Alterações histopatológicas induzidas pelo malatião em ratos. Indian vet. J. 79: 114-117.

Pitman, R. M. 1971. Substância transmissora em insectos: uma revisão. Comp. Gen. Pharmacol. 2: 347-371.

Platt, W. R. 1979. Colour Atlas and Text book of haematology. J. B. Lippincott Co., Philadelphia.

Prabhaker, N., Castle, S., Henneberry, T. J. e Toscano, N. C. 2005. Avaliação do potencial de resistência cruzada a insecticidas neonicotinóides em Bemisia tabaci (Hemiptera: Aleyrodidae). Bull. Entomol. Res. 95(6): 535-543.

Prater, M. R. 2003. Immunotoxicity of dermal permethrin and cis-urocanic acid: effects of chemical mixtures in environmental health (Imunotoxicidade da permetrina dérmica e do ácido cis-urocânico: efeitos de misturas químicas na saúde ambiental). Tese de doutoramento apresentada ao Instituto Politécnico e Universidade Estatal da Virgínia. Virgínia.

Premlata, Jain, S. K. e Punia, J. S. 2006. Alterações hematológicas e bioquímicas na toxicidade subaguda do imidaclopride. Indian J. Ani. Sci. 76(3): 233-235.

Premlata. 2001. Estudos farmacológicos e toxicológicos do imidaclopride: um inseticida nitroguanidina. Tese de Mestrado. C.C.S. Universidade Agrícola de

Haryana. Hisar.

Ragothaman, R. 1991. Toxicopatologia da cipermetrina em ratos. Tese de mestrado apresentada à Universidade de Tamil Nadu e Ciências Animais. Chenai.

Ram, R. N. e Satyanesan, A. G. 1985. Cloreto de mercúrio, citião e sulfato de amónio induzidos no conteúdo de fosfatase alcalina do cérebro, fígado e ovário no peixe Channa punctatus. Environ. and Ecol. 3: 383-388.

Ramazzotto, L. J. e Carlin, R. 1978. Efeitos do DMSO sobre a SGOT durante a hipotermia em ratos adrenalectomizados. Lifescience. 22: 329-336.

Richerdson, R. J. 1981. Toxicologia do sistema nervoso. Toxicologia, princípio e prática. Vol. 1. (Ed.) Al Reeves. Uma publicação da wiley interscience, Nova Iorque.

Rosen, A, C., Rosen H. R., Huber, K., Bauer, K., Ausch, C., Redlich, K., Klein, M. J. e Moroz, C.1995. Gynecol. Obstet. Invest. 39: 11-14.

Sandhu, H. S., Brar, R. S. e Bal, M. S. 2000. Alterações hematológicas induzidas pela exposição oral repetida de triazofos em vitelos búfalos. Indian Vet. J. 77(7): 589-591.

Sandhu, H. S., Brar, R. S. e Bal, M. S. 2001. Effect of short- term and long-term oral exposure of triazophos on plasma aminotransferases and phosphatases in bufallo calves. Indian Vet. J.78: 793-797.

Sano, Y., Satoh, H., Chiba, M., Okamoto, M., Serizawa, K., Nakashima, H. e Omae, K. 2005. Toxicidade oral do bismuto no rato: estudos de administração única e repetida durante 28 dias. Jornal de Saúde Ocupacional. 47: 293-298.

Sastry, G. A. 1983. Veterinary Pathology. 6th Edn. CBS publishers and distributors, New Delhi.

Sastry, G. A. 1985. Química do sangue. In: Patologia clínica veterinária. 3rd Edn. CBS Publishers and Distributors. Delhi. pp 19-31.

Schmuck, R. 2001. Perfil ecotoxicológico do inseticida tiaclopride. Pflanzenschutz-Nachrichten Bayer. 54: 161-184.

Seetharam, S., Sussman, N. L., Komoda, T. e Alpers, D. H. 1986. The mechanism of elevated alkaline phosphatase activity after duct ligation in rats. Hepatology. 6: 374-380.

Seth, V., Bannerjee, B. D., Chakraborty, A. K., Institoris, L. e Desi, I. 2002. Effect of propoxur on humoral and cell-mediated immune responses in albino rats. Bull. Environ. Contamin. Toxicol. 68(3): 369-376.

Shaffi, S. A., Jafri, A. K. e Khawaja, D. K. 1974. Alkaline phosphatase activity in the overy of cat fishes Clarius batrachus during maturation. Curr. Sci. 43: 51-52.

Shah, M. A. e Gupta, P. K. 1998. Influência da permetrina na resposta imunitária dos ratos. Indian J. Toxicol. 5(2): 13-19.

Shah, M. A. e Gupta, P. K. 2001. Estudos de toxicidade subaguda da permetrina - um inseticida piretróide sintético com especial referência a alterações bioquímicas em ratos. Indian J. Toxicol. 8(1): 61-67.

Shakila, S. 2000. Envenenamento por inseticida organofosforado em aves desi: um relatório post-mortem. Indian Vet. J. 77: 1095-1096.

Shiokawa, K., Tsuboi, S., Kagabu, S. e Moriya, K. 1986. Patente europeia EP 0

192 060 A1.

Shivanandappa, T. e Krishnakumari, M. K. 1981. Alterações histoquímicas e bioquímicas em ratos alimentados com hexacloreto de benzeno na dieta. Indian J. Exp. Bio. 19: 1163-1168.

Siddiqui, M. A. 2004. Estudos toxicológicos e imunológicos da exposição subaguda de galos ao imidaclopride e ao quinalfos. Tese de mestrado apresentada à Universidade Agrícola de Gujarat, Anand, Índia.

Siroki, O., Institoris, L., Tatar, E., e Desi, I. 1994. Investigação imunotoxicológica do SCMF, um novo pesticida piretróide em ratos. Hum. Exp. Toxicol. 13:337-343.

Sivaseelan, S. 2003. Observação post-mortem de vacas leiteiras envenenadas com inseticida fosfamidon. Indian Vet. J. 80: 828-829.

Smith, N. J. 1948. Death following accidental ingestion of DDT. J. Am. Med. Assoc. 136: 469-471.

Snedecor, G. W. e Cochran, W. G. 1968. Statistical methods. 8th Edn. Iowa State University Press, Ames, Iowa.

Sogawa, K., Yamada, T., Suzuki, Y., Masaki, T., Watanabe, S., Uchida, Y., Arima, K., Nishioka, M. e Matsumoto, K. 1994. Resíduos de produtos químicos comuns. Pathol. Pharmacol. 84:367 (Citado por Deger, Y., Sahin, A., Dede, S., Kilicalp, D. e Cemek, M. 2004. Efeitos da nigella sativa e da vitamina E + Se em ratos tratados com CCl4. Indian Vet. J. 81:647-649.)

Solecki, R. 2001. Resíduos de pesticidas nos alimentos. Avaliações toxicológicas - Imidaclopride. JMPR. pp. 1-34.

Srivastava, A.K. e Rampai, S. 1989. Efeito do quinalfos no azoto ureico no sangue, glicose, proteínas e colinesterase em vitelos. Cheiron. 18(4): 142-146.

Srivastava, M. 1993. Toxicidade oral aguda e subaguda da permetrina (inseticida piretróide sintético) em ratos. Tese de mestrado apresentada à Universidade Agrícola de Gujrat. Anand.

Staub, N. C. 1994. Macrófagos intravasculares pulmonares. Annu. Rev. Physiol. 56:47.

Suzuki, K., Oyama, R., Hayashi, E. e Arakawa, Y. 1996. Nip. Rins. 54:85 (Citado por Deger, Y., Sahin, A., Dede, S., Kilicalp, D. e Cemek, M. 2004. Efeitos da nigella sativa e da vitamina E + Se em ratos tratados com CCl_4 . Indian Vet. J. 81:647-649.)

Swentzel, K. L., Angerhoger, R. A. e Haight, E. A. 1977. Avaliação toxicológica do inseticida piritroide (5-benzil-1, 3-furil) metil-2-2-dimetil-3- (2-metil propenil) ciclopropano carboxalato (resmetrina). Campo de provas de Aberdoon, Agência de Higiene Ambiental do exército dos EUA (resumo em EHC 92: Resmethrin, publicado pela OMS, Genebra 1989).

Talwar, G. P. 1983. A handbook of practical immunology. Vikas Publishing House Pvt. Ltd., Nova Deli.

Tamang, R. K. 1987. Patologia comparativa da intoxicação por pesticidas piritróides e organofosforados em ratos e cabras. Tese de mestrado apresentada à Universidade Agrícola de Birsa, Ranchi, Bihar.

Tamang, R. K., Jha, G. J. e Singh, K. K. 1991. Clinicopatologia da toxicidade aguda da cipermetrina em cabras. Indian J. Anim. Sci., 65(5): 493-494.

Tamang, R. K., Jha, G. J., Gupta, M. K., Chauhan, H. V. e Tiwari, B. K. 1988. Imunossupressão in vivo por pesticida piretróide sintético (cipermetrina) em ratos e cabras. Vet. Immunol. Immunopathol. 19(3): 299-305.

Tamuli, S. M., Baruah, G. K. e Ahmed, N. 2005. Pathology of paraquat toxicity in calves. Indian. vet. J. 82: 251-253.

Tapase, J. S. 1994. Estudos clinicopatológicos sobre a toxicidade do fenvalerato em vitelos e ratos. Tese de mestrado apresentada à G.B. Pant University of Agriculture & Technology. Pantnagar.

Tapase, J. S., Sharma, S. N. e Singh, S. P. 1994. Patologia da toxicidade induzida pelo fenvalerato em ratos. Indian journal of veterinary pathology. 18(1): 27- 30.

Tatchell, G. M. 1992. Influência do imidaclopride no comportamento e na mortalidade dos afídeos: vectores do vírus do "Barley Yellow Drawf Virus". Pflanzenschutz-Nachrichten Bayer 45: 409-422.

Tennant, B. C. 1997. Hepatic function in clinical biochemistry in domestic animal. 5th Edn. (Eds: Kaneko, J. J., Harvey, J. W. e Bruss, M. L.) Academic Press, San Diego. pp. 327-352.

Thaxton, J. P., Thung, H. T. e Hamilton, P. B. 1974. Immunosuppressions in chickens by aflatoxin. Poultry science. 53: 721-725.

Thomas, P. e Ratajczak, H.V. 1988. Assessment of carbamate pesticide immunotoxicity (Avaliação da imunotoxicidade dos pesticidas carbamatos). Toxicol. Ind. Health. 4: 381-390.

Thomson, R. G. 1989. Special veterinary pathology. CBS Publishers and distributors, Nova Deli.

Timurkaan, N. e Risvanli, L. A. 2004. The effect of thyroidectomy on conception rates, offspring numbers, and histopathology of ovarium and uterus in rats. Indian Vet. J. 81: 380-382.

Toivanen, P., Toivanen, A. e Good, R. A. 1972. Ontogenia da função bursal em galinhas. F. Célula estaminal embrionária para a imunidade humoral. Journal of Immunology. 109: 1058-1070.

Tomizawa M. e I. Yamamoto. 1992. Ligação de nicotinóides e compostos relacionados ao recetor nicotínico de acetilcolina de insectos. J. Pesticide Sci. 17: 231-236.

Tomizawa, M. 1994. Relações estrutura-atividade de nicotinóides e compostos relacionados. J. Pesticide Sci. 19: 229-240.

Tomizawa, M. e Casida, J. E. 2003. Toxicidade selectiva dos neonicotinóides atribuível à especificidade dos receptores nicotínicos de insectos e mamíferos. Ann. Rev. Entomol. 48: 339-364.

Tomizawa, M. e Casida, J. E. 2005. Toxicologia dos insecticidas neonicotinóides: mecanismos de ação selectiva. Revisão Anual de Farmacologia e Toxicologia. 45: 247-268.

Tomizawa, M. e Yamamoto, I. 1993. Relações estrutura-atividade de nicotinóides e análogos do imidaclopride. J. Pesticide Sci. 18: 91-98.

Tulinska, I., Kubova, J., Janota, S. e Nyulassy, S. 1995. Investigação da imunotoxicidade da Supercipermetrina forte em ratos Wistar. Hum. Exp. Toxicol. 14: 399-405.

Varshneya, C., Bahga, H. S. e Sharma, L. D. 1986. Toxicological evaluation of dietary lindane in cockerels. Indian J. Poult. Sci. 21: 312-315.

Varshneya, C., Singh, T., Sharma, L. D., Bahga, H. S. e Garg, S. K. 1992. Immunotoxic responses of cypermethrin, a synthetic pyrethroid insecticide in rats. Indian J. Physiol. Pharmacol. 36(2): 123-126.

Vos, J. G. 1986. Imunotoxicidade do hexaclorobenzeno. IARC Sci. Publ. 77: 347-356.

Wu, W. I., Lin, J. L. e Cheng, E. T. 2001. Intoxicação aguda com o inseticida neonicotinóide Imidaclopride em N-Metil Pirrolidona. J. Toxicol. Clin. Toxicol. 39: 617-621.

Yamamoto, I. 1965. Neonicotinóides - Modo de ação e seletividade. Agrochemicals Japan 68: 14-15.

Yamamoto, I. e J.E. Casida. (eds). 1999. Nicotinoid insecticides and the nicotinic acetylcholine recetor. Springer-Verlag: Tóquio. Pp 300.

Yamamoto, I., G. Yabuta, M. Tomizawa, T. Saito, T. Miyamoto, e S. Kagabu. 1995. Mecanismo molecular para a toxicidade selectiva de nicotinóides e neonicotinóides. J. Pesticide Sci. 20: 33-40.

Yavasoglu, A., Sayim, F., Uyanikgil, Y., Turgut, M. e Karabay-Yavasoglu, N. U. 2006. As alterações bioquímicas e histológicas induzidas pelo piretróide cipermetrina no fígado de ratos. Journal of health science. 52(6): 774-780.

Young, J. D. 1989. Killing of target cells by lympocytes: A mechanistic review. Physiol. Rev. 69: 250.

Yousef, M. I., El-Demerdash, F. M., Kamel, K. I. e Al-Salhen, K. S. 2003. Alterações em alguns índices hematológicos e bioquímicos de coelhos induzidas por isoflavonas e cipermetrina. Toxicol. 189(3): 223-234.

Zhang, A., Kayser, H., Maienfisch, P. e Casida, J. E. 2000. Recetor nicotínico de acetilcolina de inseto: Especificidade neonicotinóide conservada do sítio de ligação do [3H] imidaclopride. J. Neutochem. 75: 1294-1303.

Zimmerman, H. J. e Henby, J. B. 1969. Determinação das enzimas séricas como auxiliar de diagnóstico. In: Clinical diagnoisis by laboratory methods. W. B. Saunders. Philadelphia.

Zimmerman. 1976. Hepatotoxicidade. Appletion centurycrofts. Nova Iorque. (Citado por Krishnappa, H., Honnegowda, Jaykumar, K., Suresh, T.P. e Narayana, K. 2001. Toxicidade para os órgãos de ratos fêmeas de lamda cyhalothrininin. Indian Vet. J. 78: 689-691.)

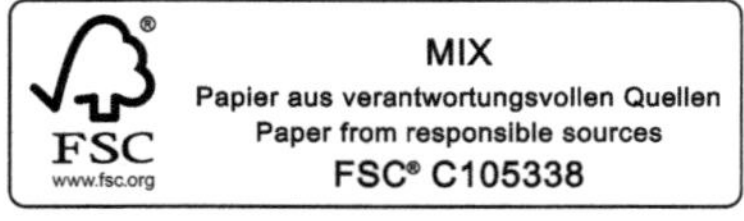

Printed by Books on Demand GmbH, Norderstedt / Germany